Andrea Ehring

DAS GROSSE PRAXISBUCH

Heilmittel selbstgemacht

Verlag Peter Erd München

Für Maria und Alfons

Willst Du eine Stunde lang glücklich sein,
dann betrinke Dich.
Willst Du eine Woche lang glücklich sein,
dann schlachte ein Schwein und iß es auf.
Willst Du ein Jahr lang glücklich sein,
dann heirate.
Willst Du aber ein Leben lang glücklich sein,
dann schaffe Dir einen Garten an ...
und befasse Dich mit Pflanzen.

CHINESISCHES SPRICHWORT

Die in diesem Buch aufgeführten Ratschläge wurden von Autor und Verlag sorgfältig geprüft. Eine Garantie oder Haftung kann jedoch nicht übernommen werden.

1. Auflage 1998
Covergestaltung: Ulrich Ehrlenspiel
Umschlaggestaltung: Ursula Klocker
Umschlagfotos: Andrea Ehring; Bildbearbeitung: Manfred Froh
Illustrationen: Andrea Ehring
Lektorat, Satz, Gestaltung: Ulrich Ehrlenspiel/Ursula Klocker

ISBN 3-8138-0483-6

Inhalt

Gesund mit selbstgemachten Heilmitteln

Das Bedürfnis, den Körper durch natürliche Heilmittel wieder in ein harmonisches Gleichgewicht zu bringen, ist ein Trend, der sich zunehmend durchsetzt. Viele Menschen haben inzwischen erkannt, daß sie für eine kurzfristige Beschwerdefreiheit, die oft schnell durch chemische Medikamente erreicht wird, einen hohen Preis zahlen müssen, denn mittlerweile häufen sich die Erkrankungen, die durch Nebenwirkungen bestimmter Medikamente entstehen. Natürlich ist es überaus angenehm, wenn Kopfschmerzen durch eine Tablette schnell verschwinden, aber der Nutzen ist sehr gering, wenn unser Magen oder unsere Leber durch solche Medikamente geschädigt werden.

Durch den schnell wachsenden Fortschritt löste die moderne Medizin die alten Heilmethoden immer mehr ab. Mit dem Glauben, daß alles Neue und Künstliche die wahre Heilung bringt, verschwanden die alten Heilmittel und Heilweisen immer mehr. Viele wertvolle und natürliche Heilmittel wurden als altmodisch und wirkungslos abgetan, weil sie langsamer wirkten, aber dafür dem Körper die Zeit ließen, sich auf natürlichem Weg zu regenerieren. Inzwischen sind wir an einem Punkt angelangt, an dem das Pendel wieder zur anderen Seite ausschlägt. Immer mehr Menschen haben den Wunsch, die Heilkräfte der Natur intensiver und hintergründiger zu erfahren. Während Kräuterheilkundige und Schamanen noch vor einiger Zeit als unwissend und primitiv angesehen wurden, sind inzwischen immer mehr Menschen bereit, das alte Wissen neu zu entdecken.

Die Anwendung von Pflanzen zu Heilzwecken ist so alt wie die Menschheit. Bereits 3000 v. Chr. besaßen die Chinesen schon spezielle Arzneimittellisten. Zu allen Zeiten wurden die Menschen mit Kräutern und Essenzen behandelt, und man darf nicht vergessen, daß die Pflanzenheilkunde auf einen enormen Erfahrungsschatz zurückblicken kann.

Es gibt auf der Erde die unterschiedlichsten Pflanzen, und man kann mit Recht behaupten, daß gegen fast jede Erkrankung ein Kraut gewachsen ist. Schon die alten Ägypter wußten, daß man durch Kräuteressenzen und Balsame das Fleisch am Verfaulen hindern kann und nutzten diese Methode beim Einbalsamieren ihrer Toten. Es müssen also unglaubliche Wirkstoffe und Kräfte in den Pflanzen stecken, um so etwas bewirken zu können.

Sanfte Medizin zur Selbstheilung

Ich möchte auf keinen Fall die guten Heilerfolge der Antibiotika oder andere Medikamente verleugnen. Wir alle sind dankbar dafür, daß uns diese Medikamente für den Notfall zur Verfügung stehen. Bei einer Vielzahl von Erkrankungen und Beschwerden kann man jedoch auch natürliche Mittel einsetzen. Bei vielen leichten und mittelschweren Erkrankungen können Sie sogar einen Großteil Ihrer Heilmittel selbst herstellen. Durch Kräutermedizin können Sie auf natürlichem Weg den Körper kräftigen, reinigen und bestimmte Organe stärken. Besonders bei chronischen Beschwerden kann Ihr Arzt oftmals nicht viel für Sie tun, aber Sie selbst können mit Hilfe ausgesuchter Kräuter Ihren Körper auf langsame und schonende Weise zu einer Umstimmung anregen. Natürlich soll dieses Buch keinen Arzt oder Heilpraktiker ersetzen. Bei unklaren Beschwerden sollten Sie zunächst einmal den Rat eines Fachkundigen einholen. Suchen Sie nach Möglichkeit einen Arzt auf, der eine Selbstbehandlung mit natürlichen Mitteln befürwortet und unterstützt. Das ist nicht immer einfach. Viele Ärzte kennen sich mit natürlichen Heilmethoden und Kräutern nur sehr wenig aus und haben schnell das Gefühl, daß ihre Autorität in Frage gestellt wird, wenn man sich selbst mit natürlichen Mitteln behandeln möchte. Wie jeder Arzt jedoch weiß, wird man viel schneller gesund, wenn man sich selbst aktiv an seinem Heilungsprozeß beteiligt.
Dieses Buch handelt von selbstgemachten Heilmitteln, es soll jedoch mehr sein als nur eine Auflistung unterschiedlicher Rezepturen. Es soll Ihr Bewußtsein auf bestimmte Heilungsmöglichkeiten lenken. Ich möchte Sie einladen, mit mir eine kleine Reise in die Welt der Heilmittel und Heilpflanzen zu machen, und Sie auffordern, nicht nur die Vordergründe, sondern auch die Hintergründe der Natur kennenzulernen. Ich möchte Sie ermutigen, die Natur tiefer zu erleben, so daß Sie sich mit den kraftvollen Energien und mit dem Rhythmus der Natur enger verbunden fühlen und lernen, Kraft aus dieser Quelle zu schöpfen.

Natürlich können Sie nach meinen Angaben die Heilkräuter in verschiedenen Variationen verarbeiten, aber eigentlich möchte ich Sie auffordern, mehr als das zu tun. Wenn Sie sich auf die Energien und den Rhythmus der Natur einstimmen und mit der Zeit eine bestimmte Sensibilität für das Pflanzenreich entwickeln, dann können Sie die wunderbaren Heilkräfte der Natur am eigenen Leib erfahren und eine Tür öffnen, die Ihnen bisher verschlossen war.

Die Natur besitzt ein wunderbares Eigenleben

Was Schamanen, Heiler und viele Naturvölker zu allen Zeiten bereits wußten, wird uns jetzt von einigen Wissenschaftlern als absolute Neuheit präsentiert: Bäume und Pflanzen führen ein Eigenleben und können miteinander kommunizieren. Einige mutige Wissenschaftler gestehen sogar den Bäumen und Pflanzen zu, daß sie Lebewesen mit Empfindungen sind.
Moderne Heiler, die in engem Kontakt mit der Natur stehen, gehen noch einen Schritt weiter und behaupten, daß in der heutigen Zeit, in der die Natur lebensbedrohlich gefährdet ist, die Geister und Devas der Pflanzen, Bäume, Flüsse und Berge versuchen, mit dem Menschen Kontakt aufzunehmen, um die nötige Wende zum Guten herbeizuführen. Sicherlich wird uns auf einem Spaziergang im Wald keine Elfe begegnen, die uns mit hauchdünnem Stimmchen von der Bedrohung der Wälder erzählt. Wer aber etwas sensibel ist und mit offenem Herzen durch die Natur geht, kann eine Reihe unterschiedliche Energien, Kräfte und besondere Phänomene wahrnehmen. Wer es einmal geschafft hat, einen tieferen Kontakt mit der Natur aufzunehmen, der wird es immer wieder können, wenn er lernt, überflüssige Gedanken abzuschalten.

Nutzen Sie die Kräfte der Natur für sich

Die Natur ist ausgestattet mit den wertvollsten Heilkräutern, die uns auf einen gesunden und kraftvollen Weg führen können. Wir können die Heilungsvorgänge in unserem Körper beschleunigen, wenn wir die Heilkräuter, die wir zu uns nehmen, selbst sammeln. Heilung ist nicht etwas, das zufällig irgendwann geschieht. Wir brauchen eine innere Bereitschaft und den Willen, gesund zu werden. Wenn wir unsere Heilpflanzen selbst sammeln, öffnen wir uns für die Heilung und aktivieren bestimmte Kräfte in unserem Inneren. Wenn wir hingegen auf die schnelle im Supermarkt ein Päckchen Kamillentee kaufen, weil wir unter Magenbeschwerden leiden, ist dieser Tee nicht nur gespritzt und bestrahlt, sondern speziell für die Massenherstellung angebaut. Er wurde maschinell und lieblos verarbeitet. Die Pflanzenseele, der Pflanzengeist, der maßgeblich an der Heilung beteiligt ist, wurde ignoriert und mißachtet. Ein solcher Tee wird Ihnen kaum helfen können.

Pflanzen aus freier Natur sind besonders heilkräftig

Pflanzen, die in freier Natur wachsen können und sich ihren Standort selbst auswählen dürfen, haben meist eine viel größere Wirkung als Pflanzen, die vom Menschen gesät oder gepflanzt wurden. Wer einen eigenen Garten besitzt, hat bestimmt schon die Erfahrung gemacht, daß plötzlich viele Pflanzen oder Blumen im Garten wachsen, die man selbst gar nicht gesät hat. Die Vögel oder der Wind bringen hin und wieder die seltsamsten Samen in den Garten. Manchmal braucht man gar nicht in entfernten Wäldern nach bestimmten Pflanzen zu suchen, weil die persönliche Heilpflanze schon im Garten wächst, ohne daß man es wußte.
Natürlich können Sie, wenn Sie nur wenig Zeit zur Verfügung haben, Ihre Heilpflanzen in der Apotheke oder im Reformhaus kaufen. Diese Pflanzen stammen aus kontrolliertem und biologischem Anbau und besitzen auch wertvolle Heilkräfte. Ich würde Ihnen jedoch empfehlen, wenigstens einen kleinen Teil Ihrer Heilpflanzen in freier Natur selbst zu pflücken oder wenigstens einige Pflanzen selbst anzubauen und sie liebevoll und sorgsam zu pflegen.
Wenn Sie in der Großstadt leben, dann fahren Sie doch am Wochenende hinaus aufs Land. Sie können mit der ganzen Familie einen wunderschönen Ausflug machen. Kinder sind vom Heilpflanzensammeln meist sehr begeistert. In vielen Fällen besitzen sie mehr Intuition als wir Erwachsene. Wir können Kindern bestimmte Heilpflanzen erklären und sie dann selbst ein Heilkraut für Mami oder Papi suchen lassen. Kinder kommen oft zu erstaunlichen Ergebnissen, weil sie noch ein ganz natürliches und verzaubertes Verhältnis zur Natur haben. Sie halten es für durchaus möglich, daß Feen, Gnome und Pflanzengeister den Wald bevölkern und sind offen dafür, diesen Wesen zu begegnen. Wir Erwachsenen lächeln vielleicht darüber, dabei ist es einigen Menschen wirklich möglich, Kontakt mit dem Pflanzenreich aufzunehmen. Im

Jahre 1962 wurde in der Findhornbay im Norden Schottlands die Findhorngemeinschaft gegründet. Durch einfühlsames Umgehen mit der Natur, durch Kontaktaufnahme mit den Pflanzengeistern erzielte diese Gemeinschaft außerordentliche landwirtschaftliche Erfolge. Obwohl keiner der Mitglieder landwirtschaftliche Kenntnisse besaß und der Boden in Findhorn sehr sandig war, erreichten die Pflanzen-, Obst- und Gemüsestauden eine ungewöhnliche Größe. Man sprach von zwei Meter hohem Rittersporn, von sechspfündigen Broccolipflanzen und von vierzigpfündigen Kohlköpfen. Die Mitglieder der Gemeinschaft nahmen Kontakt mit den Pflanzengeistern, den Devas, auf und erhielten genaue Ratschläge und Anweisungen für die Behandlung der entsprechenden Pflanzen. Für viele Menschen klingt diese Geschichte recht unglaubwürdig, und sicher werden Sie sich bei der Vorstellung, wie sich jemand mit einem Radieschendeva unterhält, das Lachen kaum verkneifen können. Es gibt jedoch inzwischen genügend Beweise dafür, daß Pflanzen auf liebevolle Pflege, auf schöne Musik und gutgemeinte Worte besonders positiv reagieren, kräftiger wachsen und nicht so anfällig für Parasiten sind. Der bekannte Botaniker Luther Burbank schaffte es sogar, nur durch liebevolles und freundliches Zureden, seinen Kaktus davon zu überzeugen, daß er zukünftig keine Stacheln mehr benötigen würde.

Heilpflanzen wachsen fast überall

Wir sind an schnelle Erfolge und Wirkungen der modernen Medizin gewöhnt. Wenn wir Beschwerden haben, nehmen wir eine Schmerztablette, und kurze Zeit später fühlen wir uns schon besser. Tabletten sind schnell greifbar, und in vielen Fällen ist es uns zu lästig, in der Natur nach unseren Heilpflanzen zu suchen. Wenn wir jedoch ein wenig achtsam sind, dann können wir beobachten, wie wir manchmal auf seltsame Weise, förmlich mit der Nase, auf unsere Heilpflanzen gestoßen werden.

Immer wieder, wenn ich mich in der Natur aufhielt, begegnete mir durch »Zufall« die Brennessel. Beim Picknick auf der Wiese, im Wald oder auf Spaziergängen – immer häufiger wurde ich von dieser lästigen Pflanze verbrannt. Als ich dann später einen eigenen Garten besaß, breitete sich die Brennessel wie wild in meinem Garten aus. Immer wieder ging ich hin und riß sie aus und immer wieder wurde ich von ihr verbrannt. Dieses lästige Spielchen dauerte so lange, bis meine ganze Aufmerksamkeit so intensiv auf die Brennessel gelenkt wurde, daß ich die anderen Pflanzen gar nicht mehr richtig wahrnahm. Irgendwann, als ich wieder Brennesseln in meinem Garten ausreißen wollte, wurde mir schlagartig klar, daß ich schon seit Jahren aus lauter Unwissenheit gegen meine persönliche Heilpflanze ankämpfte. Ähnlich ging es einer Freundin von mir, die plötzlich vermehrt Warzen an ihrem Körper entdeckte. Um diese so schnell wie möglich loszuwerden, rieb sie sich mehrmals täglich mit einer ominösen Tinktur ein, die ihre Haut ziemlich reizte, aber die Warzen nicht zum Verschwinden brachte. Als ich sie eines Nachmittags besuchte, hatte sie gerade im Garten gearbeitet und hielt noch ein Büschel Unkraut in den Händen. »Was reißt du denn da aus«? fragte ich sie. »Keine Ahnung, was das ist«, schimpfte sie achselzuckend. »Dieses Zeug bevölkert inzwischen fast meinen ganzen Garten. Voriges Jahr war es noch nicht da.« Ich schaute in ihren Abfallkorb und sah jede Menge ausgerissenes Warzenkraut (auch Schöllkraut genannt). Ich mußte lachen, denn auch meine Freundin gab sich alle Mühe, ihr Heilkraut unwissentlich aus ihrem Garten zu verbannen. Als ich ihr dann erklärte, daß dieses Schöllkraut ihre Warzen beseitigen könnte, war sie tief beeindruckt. Von diesem Zeitpunkt an rieb sie sich täglich den gelblichen Saft der Stengel auf die Warzen. Nach sechs Wochen waren die Warzen kaum noch zu sehen.

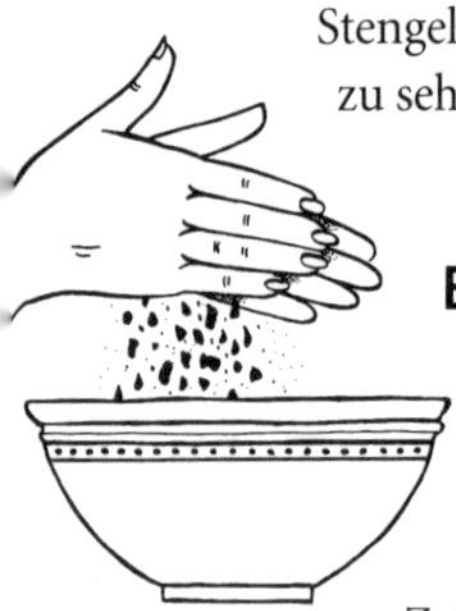

Entdecken Sie Ihre persönliche Heilpflanze

Sicherlich ist diese Geschichte kein Einzelfall. Viele Menschen gehen zunächst achtlos an ihren Heilkräutern vorbei, weil ihnen noch die nötige Sensibilität für die Welt der Pflanzen fehlt. Mit der Zeit kann man jedoch ein Gespür für die Pflanzen entwickeln, die in der persönlichen Umgebung wachsen.

Jeder Mensch spricht auf eine bestimmte Heilpflanze besonders gut an. So gibt es zum Beispiel den Kamillentyp, bei dem innerhalb von kurzer Zeit durch die Einnahme von Kamille viele Beschwerden schlagartig gebessert werden. Andere Personen sprechen besser auf ein anderes Kraut an.

Nachfolgend stelle ich Ihnen einige einheimische Kräuter vor, mit denen Sie Ihren Körper reinigen, entgiften und stärken können. Ich habe bewußt die einheimischen Kräuter bevorzugt, weil sie zum einen für jeden leicht zu sammeln sind, und zum anderen können die Pflanzen, die in unserer Gegend wachsen, am besten die Krankheiten heilen, unter denen wir leiden.

Bestimmt werden Sie schnell herausfinden, zu welchem Typ Sie gehören und welches Kraut für Sie besonders geeignet ist. Fragen Sie sich zunächst einmal, unter welchen Beschwerden Sie am häufigsten leiden. Wenn Sie morgens häufig mit geschwollenen Augenlidern aufwachen, dann brauchen Ihre Nieren ein wenig Unterstützung. Wenn Sie hin und wieder ein Druckgefühl im rechten Oberbauch spüren, dann benötigt Ihre Leber eine Reinigungskur. Leiden Sie vielleicht unter nervösen Herzbeschwerden, oder haben Sie jeden Monat Probleme mit der Menstruation? Vielleicht leiden Sie schon seit längerer Zeit an einem chronischen Husten, oder Sie haben eine unreine Haut. Gegen die meisten Beschwerden ist ein Kraut gewachsen, und wenn Sie Ihr persönliches Heilkraut herausfinden, kann sich schnell eine Besserung einstellen.
Wichtig ist, daß Sie Ihr Heilkraut auch mögen, daß Sie mit Freude den Tee, die Tropfen oder das Pulver einnehmen. Eine Heilpflanze, gegen die Sie aus irgendwelchen Gründen einen starken Widerwillen entwickeln, sollten Sie meiden. In vielen Fällen fühlt man sich instinktiv zu den Pflanzen hingezogen, die man auch benötigt. So mögen zum Beispiel viele Personen bittere Kräuter oder Getränke, die auch Probleme mit der Galle haben. Kinder hingegen, deren Leber- und Gallensystem meist noch völlig in Ordnung ist, haben eine starke Abneigung gegen diese bitteren Mittel.

Welche Heilpflanze paßt zu Ihnen?

Versuchen Sie nun herauszufinden, zu welchem Typ Sie gehören. Natürlich ist es auch möglich, daß Sie zu den Mischtypen gehören und mehr als ein Heilkraut benötigen. Wenn Sie etwas besonders Wirkungsvolles für sich tun wollen, dann wenden Sie die einzelnen Kräuter kurmäßig hintereinander an, um Ihren Körper und die einzelnen Organe nach und nach zu kräftigen, zu reinigen und zu stärken. So können Sie zum Beispiel im Frühjahr eine Kur für Ihre Nieren machen, im Sommer das Herz-Kreislauf-System stärken, im Herbst Ihre Leber entgiften und im Winter eine Kur für die Atmungsorgane machen.
Mit selbstgemachten Heilmitteln können Sie Ihren Körper reinigen und entgiften und die blockierten Ausscheidungsorgane wieder aktivieren.
Die Leber ist die Entgiftungsstation unseres Körpers und benötigt hin und wieder ein wenig Unterstützung. Alle schädlichen Arzneimittelsubstanzen, alle Abbauprodukte aus dem Darm, Alkohol, Drogen, Konservierungsmittel, Umweltgifte, Insekten- und Unkrautvertilgungsmittel werden in der Leber

entgiftet. Manche Menschen kommen mit einer sehr gesunden und funktionstüchtigen Leber zur Welt, der man einiges zumuten kann. Andere hingegen haben von Geburt an eine erblich bedingte Leberschwäche. Egal, wie es um Ihre Leber bestellt ist, jeder Mensch profitiert davon, wenn er hin und wieder eine Leber-Gallen-Kur durchführt.

Der Leber-Galle-Typ

Wenn Sie zum Leber-Galle-Typ gehören, setzt bei Ihnen nach dem Essen häufig ein unangenehmes Völlegefühl ein. Sie leiden unter Blähungen, Darmträgheit und verspüren hin und wieder ein Druckgefühl unter dem rechten Rippenbogen.
Der Leber-Galle-Typ wacht häufig in der Nacht zwischen 2 und 5 Uhr auf (bevorzugt zwischen 4 und 5 Uhr). Am Körper befinden sich häufig viele stecknadelkopfgroße rote Punkte. Der Stuhlgang ist hell, und die Hautfarbe hat einen gelbstichigen Unterton. Am Haaransatz befinden sich häufig viele braune Pigmentflecken.
Die Zunge ist gelblich oder bräunlich belegt, und an den Zungenrändern sind Zahneindrücke zu erkennen. Nicht immer sind diese Merkmale so deutlich ausgeprägt. Wenn die Leber überlastet ist, kann sich das auch durch ein schlechtes Allgemeinbefinden bemerkbar machen. Zum Beispiel durch Müdigkeit und Leistungsabfall, Reizbarkeit, Abgeschlagenheit, Unlust und Oberbauchdruck. Wenn mehrere von diesen Beschwerden für Sie zutreffen, dann benötigt Ihr Leber-Gallen-System dringend ein wenig Unterstützung. Auch wenn Sie lange Zeit Schmerztabletten, viel Alkohol oder Drogen eingenommen haben, wenn Sie eine Chemo- oder Strahlentherapie hinter sich haben, wenn Sie unter stoffwechselbedingten Depressionen leiden, ist eine Lebertherapie für Sie geeignet. Schwerwiegende Leberfunktionsstörungen wie Entzündungen oder Gelbsucht gehören natürlich in ärztliche Behandlung.
Bei der Lebertherapie sollten Sie logischerweise auf alle Dinge verzichten, die Ihre Leber belasten. Dazu gehören vor allem Alkohol, Nikotin, Süßigkeiten, Koffein, Tabletten, zuviel Fett und denaturierte Nahrung. Wenn Sie Ihre Leber kräftigen möchten, essen Sie möglichst viel Chicorée, Löwenzahn, Vollkornreis und Olivenöl. Machen Sie eine vierwöchige Kur mit Frischpflanzensäften aus Löwenzahn, Artischocke oder Brennesseln, oder essen Sie 5 Wochen lang die Stengel von frischem Löwenzahn und junge Löwenzahnblätter.

Zu den leber- und gallenflußanregenden Kräutern gehören: Löwenzahn, Beifuß, Wermut, Mariendistel, Angelikawurzel, Kalmuswurzel, Schafgarbe, Schöllkraut, Pfefferminze, Tausendgüldenkraut und Artischockenblätter. Sie finden in diesem Buch zahlreiche selbstgemachte Mittel, die aus diesen Kräutern hergestellt werden.

Der Magen-Darm-Typ

Ein gesunder Darm ist überaus wichtig für unsere Gesundheit und unser Wohlbefinden. Viele Krankheiten haben ihren Ursprung in einer kranken oder gestörten Darmflora.
Wenn Ihnen Ärger, Streß, Sorgen oder Liebeskummer direkt auf den Magen oder den Darm schlagen, gehören Sie zum Magen-Darm-Typ. Weitere Kennzeichen sind Nasolabialfalten (harte Falten, die sich von der Nase zu den Mundwinkeln ziehen), eine weiß belegte Zunge, Mundgeruch, häufige Übelkeit, Sodbrennen, bestimmte Speisen werden schlecht vertragen, Durchfall oder Verstopfung.
Zu den Kräutern, die den Magen-Darm-Trakt positiv beeinflussen, gehören: Angelikawurzel, Anis, Beifuß, Bockshornklee, Fenchel, Ingwer, Johanniskraut, Kalmuswurzel, Kamille, Kapuzinerkresse, Pfefferminze, Ringelblume, Schafgarbe und Tausendgüldenkraut.

Der Nierentyp

Neben der Leber gehören die Nieren zu den wichtigsten Entgiftungsorganen des Körpers. In ihnen wird das Blut gefiltert, Mineralstoffe und Flüssigkeit werden je nach Bedarf im Organismus zurückgehalten oder ausgeschieden. Gifte und Abfallprodukte des Körpers werden über die Nieren ausgeschieden. Das richtige Funktionieren der Nieren ist deshalb für unsere Gesundheit sehr wichtig. Bei einer Nierentherapie aus selbstgemachten Heilmitteln werden die Nieren gründlich durchgespült, schädliche Substanzen und Bakterien ausgeschieden und Mineralstoffe zugeführt.
Wenn Sie zum Nierentyp gehören, haben Sie eine blasse Hautfarbe, häufig kalte Hände und Füße, geschwollene Augenlider oder Gliedmaßen oder wirken allgemein aufgedunsen. Wenn auf der Iris weiße Schleier oder milchige

Flocken erkennbar sind, weist das auf Nierenausscheidungsstörungen, auf Gicht oder Rheuma hin. Starke braune Ringe um die Augen können ebenfalls auf eine Nierenschwäche hinweisen. Männer haben häufig eine starke Behaarung im Bereich der Nieren oder des Steißbeins.
Wenn Sie unter einer Reizblase leiden, wenn Sie schon viele Harnwegsinfektionen durchgemacht haben, Schweißfüße haben oder wenn der Urin morgens sehr trüb aussieht, dann gönnen Sie Ihren Nieren einmal eine Kur mit nierenstärkenden und reinigenden Kräutern.
Zusätzlich sollten Sie darauf achten, daß Sie den Salzkonsum einschränken, möglichst wenig Fleisch essen, Kaffee und scharfe Gewürze meiden und täglich viel Flüssigkeit trinken, damit die Nieren gründlich durchgespült werden. Reiben Sie außerdem Ihren Körper morgens mit einer Naturbürste kräftig ab, besonders auf dem Rücken, im Bereich der Nieren, das sorgt für eine intensive Durchblutung.

Zu den Nierenkräutern gehören: Birke, Brennessel, Bohnenschalen, Goldrute, Angelikawurzel, Queckenwurzel, Ulmspierkraut, Bärentraubenblätter, Odermennig, Ackerschachtelhalm und Hagebutte.

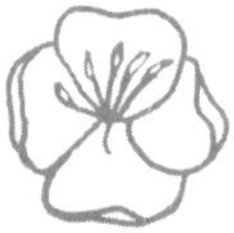

Wenn Sie unter einer Reizblase leiden, machen Sie die Wacholderbeerkur auf Seite 97.

Wenn Ihr Urin morgens trüb aussieht, trinken Sie 4 Wochen lang täglich 3 Tassen Birkenblättertee und kauen zusätzlich eine Woche lang jeden Tag 8 getrocknete Wacholderbeeren. Nach kurzer Zeit wird Ihr Urin wieder klar und gesund aussehen. (Wacholderbeeren nicht bei akuten Nierenentzündungen einnehmen.)

Der Herz-Kreislauf-Typ

Wenn Sie hin und wieder unter Druck oder Beklemmungsgefühlen in der Herzgegend leiden, geschwollene und hervortretende Halsvenen sichtbar sind, eine violett-lila aussehende Nase oder eine rötliche Gesichtsfarbe haben, wenn Ihre Finger häufig geschwollen sind, die Fingernägel schnell einen bläulichen Farbton annehmen, wenn Ihnen häufig Kreislaufprobleme zu schaffen machen, wenn Sie unter Herzrhythmusstörungen, Schlaflosigkeit oder Angstzuständen leiden, die auf eine Leistungsschwäche des Herzens zurückzuführen sind, dann gehören Sie zum Herz-Kreislauf-Typ.

Zu den Herz-Kreislauf-Kräutern gehören:
Weißdorn, Rosmarin, Arnika, Hopfen, Melisse, Mistel, Lavendel, Herzgespann, Hagebuttenblätter, Kastanie und Schafgarbe.

Der Hauttyp

Sie gehören zum Hauttyp, wenn Sie unter einer der folgenden Erkrankungen leiden: Akne, Neurodermitis, Schuppenflechte, picklige oder unreine Haut, Bindegewebsschwäche, Krampfadern, Hämorrhoiden, Zellulite, herabhängende Oberlider und Schwangerschaftsstreifen.
Die Haut ist eines der wichtigsten Ausscheidungsorgane für Stoffwechselschlacken. Viele Medikamente gegen Hauterkrankungen sind wirkungslos. Wenn man jedoch versucht, den Körper von all seinen Schlacken und Giften zu befreien, verschwinden die Hauterkrankungen meist von ganz allein. Hauterkrankungen können aus naturheilkundlicher Sicht nur dann entstehen, wenn Niere, Darm, Lunge und Leber durch erblich bedingte Schwachstellen oder durch eine falsche Lebensweise überlastet sind. Durch eine Hauterkrankung versucht sich der Körper selbst zu reinigen und zu heilen, indem er versucht, die Schlacken über die Haut zu entsorgen. Nun können Sie sich bestimmt schon denken, daß bei einer Hauterkrankung nicht nur die Haut, sondern auch die anderen Ausscheidungsorgane therapiert werden müssen. Beginnen Sie deshalb zunächst mit der Nierenkur, wechseln Sie nach 4 bis 6 Wochen zur Leberkur über und führen dann erst die Hautreinigungskur durch.
Zu den Hautkräutern gehören:
Kamille, Ackerschachtelhalm (Zinnkraut), Brennessel, Brombeerblätter, Gundelrebe, Klettenwurzel, Löwenzahn, Stiefmütterchen und Ringelblume.

Der Lungentyp

Sie gehören zum Lungentyp, wenn Sie unter häufigen Infektionen der oberen Luftwege leiden, wie zum Beispiel Bronchitiden, Schnupfen, häufige Erkältungen und Nasennebenhöhlenentzündungen. Auch wenn Sie des öfteren eine belegte Stimme haben, unter chronischem Husten oder Heiserkeit leiden,

Asthmatiker sind, wenn Sie schlecht Luft bekommen, unter einer verstopften Nase am Morgen leiden oder wenn Sie zu den starken Rauchern gehören, können Sie Ihre Atmungsorgane durch entsprechende Kräuter stärken.

Kräuter für die Atemwege:

Spitzwegerich, Königskerze, Anis, Eibischwurzel, Fenchel, Gundelrebe, Holunder, Kapuzinerkresse, Lindenblüten, Salbei, Thymian und Ackerschachtelhalm.

Der Rheumatyp

Sie gehören zum Rheumatyp, wenn sich morgens oder tagsüber eine Steifheit der Gelenke, der Hände und Zehen bemerkbar macht, wenn sich kleine Gichtknötchen an der Ohrmuschel befinden oder bereits deformierte Gelenke vorhanden sind oder wenn sich auf der Iris weiße Schleier oder milchige Flocken befinden.

Kräuter gegen Rheuma, Arthritis und Arthrose:

Birke, Brennessel, Erdrauch, Goldrute, Kamille, Wacholderbeeren, Zinnkraut, Teufelskralle, Weidenrinde und Kastanie.

Der angespannte Typ

Sie gehören zum angespannten Typ, wenn Sie innerlich oder äußerlich sehr unruhig sind, wenn Sie unter Schlafstörungen leiden oder großem körperlichen oder seelischen Streß ausgesetzt sind. Auch Personen, die unter Erschöpfungszuständen, Ängsten oder unter depressiven Verstimmungen leiden, können sich Heilmittel aus folgenden Kräutern für die Psyche selbst herstellen.

Melisse, Johanniskraut, Kamille, Passionsblume, Stachelmohn, Kava-Kava, Baldrian, Hagebutte, Hopfen, Lavendel und Melisse.

Bei Menstruationsbeschwerden helfen Kräuter wie das Gänsefingerkraut, Frauenmantel, Baldrian, Bockshornkleesamen, Beifuß, Himbeerblätter, Hirtentäschel, Johanniskraut, Lavendel, Kava-Kava, Kamille, Melisse, Rosmarin, Salbei, Schafgarbe, Thymian und Taubnessel.

Die wichtigsten einheimischen Heilpflanzen

Ackerschachtelhalm (Zinnkraut)

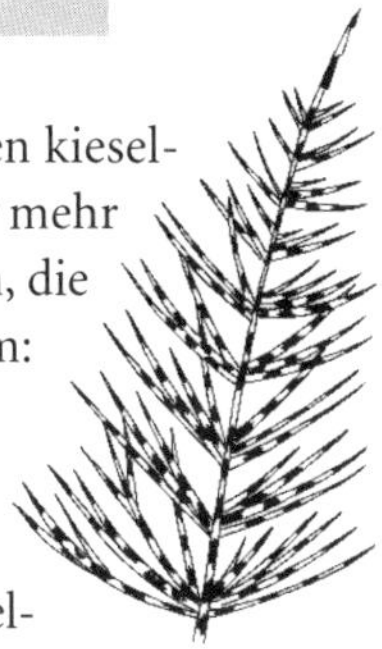

Der Schachtelhalm ist entwicklungsgeschichtlich eine der ältesten kieselsäurespendenden Pflanzen der Erde. Zinnkraut gibt dem Körper mehr Elastizität und Spannkraft. Es ist besonders hilfreich für Personen, die unter einer Bindegewebsschwäche leiden. Dazu gehören vor allem: Bänder- und Gefäßschwächen, Zellulite, welke und schlaffe Haut, Schwangerschaftsstreifen, Hämorrhoiden und hängende Augenlider. Der hohe Mineralgehalt des Zinnkrautes stärkt und festigt das Bindegewebe, erneuert und kräftigt die Haar-, Haut- und Nagelstruktur.

- Lateinischer Name: Equisetum arvense
- Standort: auf Feldern, Böschungen, Bahndämmen, Wegrändern
- Verwendete Pflanzenteile: das ganze Kraut
- Sammelzeit: Mai bis Juli
- Inhaltsstoffe: Kieselsäure, die Flavonoide Luteolin und Isoquercitrin, Harz, Equisetonin, Eisen, Mangan, Magnesium, Kalium, Natriumsalze u. a.

Vorsicht: Keine Pflanzen mit Pilzbefall pflücken, nur Pflanzen ohne braune Flecken an sonnigen Plätzen sammeln. Nach dem Trocknen muß die Pflanze ihre grüne Farbe behalten. Der Ackerschachtelhalm ist leicht zu verwechseln mit dem giftigen Sumpfschachtelhalm. Wer sich nicht genau auskennt, kauft das Kraut besser in der Apotheke.

- Wirkungsweise: Ackerschachtelhalm reinigt das Blut, kräftigt Haare, Nägel, Knochen, Binde- und Lungengewebe. Er ist neben der Brennessel und dem Stiefmütterchen das Grundmittel gegen alle Hauterkrankungen, wirkt bindegewebsstraffend durch Stabilisierung der kollagenen Fasern und verzögert die Hautalterung. Außerdem kräftigt Zinnkraut Blase und Nieren und ist deshalb hilfreich bei chronischer Blasenreizung mit Harndrang sowie bei Wasseransammlungen im Gewebe infolge mangelhafter Nierentätigkeit.

Die Birke – eine Wohltat für die Nieren

Die Birke ist ein altes Symbol des Neubeginns. Ihre jungen, zarten Blätter sind besonders für eine Frühjahrskur zu empfehlen. Eine Therapie mit Birkenblättern ist im April besonders wirksam, weil der Stoffwechsel angeregt wird und der Körper gründlich von den Schlacken und Giften des Winters befreit wird. Die Birke bringt Fröhlichkeit, Leichtigkeit und Beweglichkeit in die Seele. So wie der Wirkstoff der Blätter die Nieren zur vermehrten Harnausscheidung anregt, bringt die Birke Starres und Unbewegliches wieder ins Fließen. Sie schenkt unnachgiebigen und festgefahrenen Menschen neuen Antrieb und lebendige Aktivität.

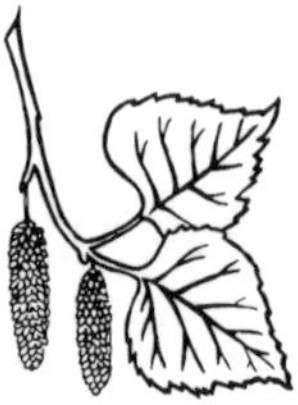

- Lateinischer Name: Man unterscheidet zwei Birkenarten, die Weißbirke – Betula pendula – und die Moorbirke – Betula pubescens.
- Standort: überall in Europa zu finden, sie bevorzugt kühle und trockene Böden.
- Verwendete Pflanzenteile: Blattknospen, Blätter, Rinde und Birkensaft
- Sammelzeit: Junge Blattknospen und Blätter von März bis April, Blätter im Mai
- Inhaltsstoffe: Blätter und Knospen enthalten verschiedene Flavone, Saponine, Harze und Gerbstoffe, Kalium und Kalzium, Vitamin C u. a.

Besonders zu empfehlen bei Nierenleiden aller Art, bei schlechter Harnausscheidung, bei häufigen Entzündungen der ableitenden Harnwege, Wassersucht, zur Nierengries- und Harnsäureausschwemmung, bei unzureichenden Schweißabsonderungen, Hauterkrankungen, Gicht und Rheuma, bei Fettleibigkeit, erhöhtem Cholesterinspiegel und bei erhöhten Harnsäurewerten. Die Birke steigert die Ausscheidungsfähigkeit der Nieren und vervielfacht die Harnmengen, ohne Reizungen hervorzurufen. Die Birke ist das ideale Mittel zur Entwässerungstherapie und Blutreinigung.

Beifuß oder wilder Wermut – die Verdauungshilfe

Beifuß ist ein sehr altes Heil- und Zaubermittel. Nach altem Volksglauben vertreibt Beifuß böse Geister und Dämonen.

Dieses Kraut ist ein hervorragendes Leber-Galle-Mittel, das bei allen Verdauungsstörungen hilft und schlechte Säfte aus dem Körper vertreibt. Die alte Bezeichnung Mutterkraut weist darauf hin, daß Beifuß besonders für Frauen geeignet ist, während der Wermut mehr eine Männerpflanze ist. Beifuß wird auch als Bruder des Wermuts bezeichnet. Er enthält die gleichen Inhaltsstoffe wie Wermut, allerdings in schwächerem Maße, deshalb ist er für viele Kranke verträglicher und angenehmer, weil er nicht so bitter schmeckt.

- Lateinischer Name: Artemisia vulgaris
- Standort: häufig an Wegrändern und Gebüschen, an Uferböschungen, Zäunen und Schutthalden.
- Verwendete Pflanzenteile: die obersten Triebspitzen oder das ganze Kraut
- Sammelzeit: Im Juni die Triebspitzen vor der Blüte pflücken, beste Zeit um Johanni (24. Juni), später gesammelte Pflanzen schmecken bitter.
- Inhaltsstoffe: Gerb- und Bitterstoffe, Absinthol, Inulin, Cineol, Thujon, Vitamin A, B und C

Vorsicht: Schwangere sollten auf Beifuß verzichten! Nicht bei Entzündungen und fiebrigen Erkrankungen einnehmen.

Besonders zu empfehlen bei Verdauungsstörungen und -schwächen aller Art. Beifuß wirkt magenstärkend, verdauungsfördernd, gallenflußanregend, menstruationsanregend, krampflösend, blähungswidrig, wirkt dem Völlegefühl entgegen, belebend und aktivierend. Hilfreich auch bei Appetitlosigkeit und bei schmerzhafter Periode.

Die Brennessel – das Reinigungskraut

Bestimmt haben schon viele Menschen schlechte Erfahrungen mit der Brennnessel gemacht. Wer sie jedoch näher kennt, weiß, daß sie eine ausgesprochene Wohltäterin der Menschen ist. An Plätzen, an denen Mensch und Tier den Boden durch Schmutz, Mist, Urin und Kot verunreinigt haben, verwandelt die Brennessel den Boden wieder in fruchtbare Erde. Auch im menschlichen Körper sorgt die Brennessel für eine gründliche Reinigung und Entgiftung. Sie verbessert die Ausscheidung über Nieren und Darm und befreit den Körper von Schlacken. Die Brennessel ist ein Kraut, das sehr viel Feuer und Kraft besitzt. Aus diesem Grund ist sie ein gutes Kräftigungsmittel bei allgemeiner Schwäche, bei schlechter Blutqualität und Eisenmangel. Besonders geeignet ist sie für ängstliche und durchsetzungsschwache Menschen, die sich schnell erschöpft und müde fühlen. Im Grunde kann aber jeder, der die Brennessel mag, von ihr profitieren, denn ihre vielfältigen medizinischen Wirkungen helfen bei vielen Beschwerden.

- Lateinischer Name: Urtica dioica – große Brennessel, Urtica urens – kleine Brennessel
- Standort: an Wegrändern, Schutthalden, auf Brachland
- Verwendete Pflanzenteile: Alles an der Brennessel kann verwertet werden, von der Wurzel bis zum Samen.
- Sammelzeit: Die ersten jungen Blätter können im März/April als Gemüse, Salat oder Tee verwendet werden. Größere Blätter werden von Mai bis August gesammelt. Die Samen werden von September bis Oktober gepflückt, und die Wurzeln werden im Oktober ausgegraben.
- Inhaltsstoffe: Spurenelemente wie Eisen, Kieselsäure, Kalium und Natrium, Enzyme, Gerbsäure, Histamin, Ameisensäure, Lecithin, Vitamin A und C
- Wirkungsweise: stoffwechselanregend, harnsäureausschwemmend, blutreinigend, blutbildend, entwässernd und entgiftend.

Die Brennessel ist bei rheumatischen Beschwerden der Gelenke und Muskeln, bei sauren oder übelriechenden Hautausdünstungen, bei Juckreiz und Ekzemen, bei Müdigkeit und Erschöpfung besonders zu empfehlen. Das Kraut eignet sich hervorragend, um Blutreinigungs- und Frühjahrskuren durchzuführen.

Der schwarze Holunder – der Schwellenbaum

Nach altem Volksglauben soll ein Holunderbaum am Haus die Familie vor Seuchen, Feuer und bösen Geistern schützen. Deshalb glaubten die Alten, daß es Unglück brächte, einen Holunderbaum am Haus zu fällen. Der Holunder wird auch als Schwellenbaum bezeichnet, weil er die Wesen auf der Erde vor den Wesen der Unterwelt beschützt. Nachts sollte man seine Nähe möglichst meiden, denn der Holunder zieht böse und schlechte Kräfte an und schützt auf diese Weise die Bewohner eines Hauses vor Unglück und Schaden.

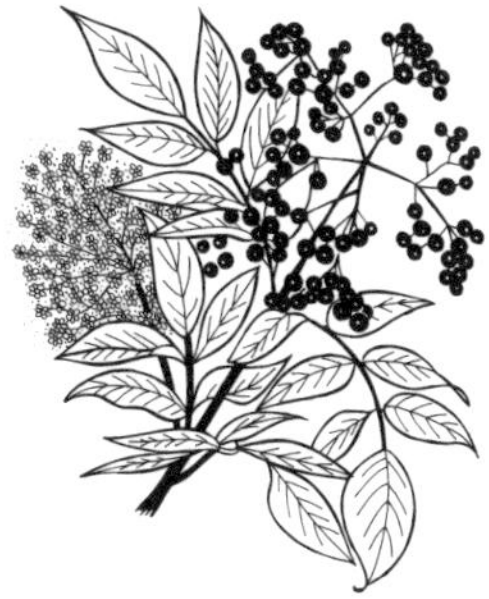

Holunderblüten verströmen nicht nur einen lieblichen Duft, sie fangen auch die Kräfte des Sommers ein. Wer im Winter unter einer Erkältung leidet und einen Holunderblütentee mit Honig trinkt, der wird spüren, wie der Schweiß ganz langsam aus seinen Poren rinnt. Der Holunder ist besonders für Menschen zu empfehlen, die häufig erkältet sind und unter einer schwachen Verdauung leiden.

- Lateinischer Name: Sambucus niger
- Standort: an Waldrändern, Hecken und Wegrändern
- Verwendete Pflanzenteile: Blätter, Blüten und Beeren
- Sammelzeit: junge Blätter von März bis Mai, Blüten im Juni/Juli, Beeren im September und Oktober
- Inhaltsstoffe: ätherisches Öl, Harz, Zucker, Pektin, Cholin, Rutin, Isoquercetin, Gerbstoffe und Schleim

Vorsicht: Reife Beeren nicht roh essen!

- Wirkungsweise: Die Blüten wirken schweißtreibend und sind bei rheumatischen Erkrankungen zu empfehlen. Die Blätter reinigen das Blut, fördern die Harnausscheidung, sind stoffwechselanregend, mild abführend und können ebenfalls bei Gicht und Rheuma eingenommen werden. Die Beeren regen die Verdauung an, stärken die Abwehrkräfte des Körpers und aktivieren den Kreislauf.

Das Johanniskraut – die Pflanze des Lichts

In der sonnigsten Zeit des Sommers blüht das Johanniskraut und speichert die Kräfte des Lichtes und die Energien der Sonne.
Angeblich soll es aus dem Blut von Johannes dem Täufer entstanden sein. Weil das Johanniskraut ein Bündnis mit dem Licht geschlossen hat, wird diese Pflanze schon von alters her als starke Heil- und Zauberpflanze betrachtet. Johanniskraut bringt Licht und Leben in die dunklen und vom Leben abgewandten Persönlichkeitsschichten und hilft bei depressiven Verstimmungen und bei allgemeiner Antriebslosigkeit. Johanniskraut gehört zu den bekannte-

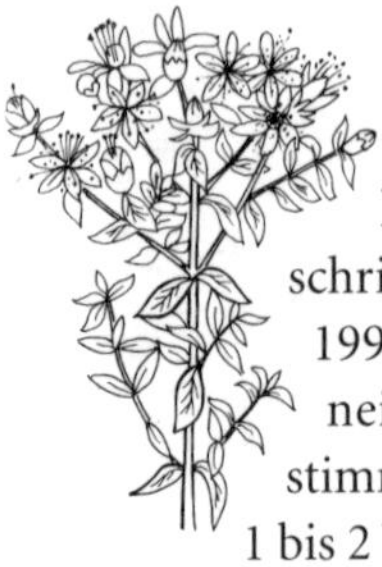

sten »Psychopflanzen«. Die antidepressive Wirkung des Johanniskrauts wurde durch viele klinische Studien bestätigt. Wie die Zeitschrift für Arznei- und Gewürzpflanzen berichtet, haben allein im Jahre 1994 deutsche Ärzte 66 Millionen Tagesdosierungen pflanzlicher Arzneimittel verordnet, die aus Johanniskraut hergestellt wurden. Die stimmungsaufhellende Wirkung dieser Pflanze setzt allerdings erst nach 1 bis 2 Wochen ein.

- Lateinischer Name: Hypericum perforatum
- Standort: an sonnigen Felshängen, auf Wiesen oder in lichten Wäldern und an Wegrändern
- Verwendete Pflanzenteile: blühende Stengelspitzen oder das gesamte Kraut
- Sammelzeit: blühendes Kraut Juni bis August (die stärkste Wirkung besitzt das Johanniskraut, wenn es um den 24. Juni gepflückt wird)
- Inhaltsstoffe: Hypericin, ätherische Öle, Tannin, Flavonoide, Harze

Vorsicht: Hypericin macht die Haut gegen Sonnenlicht überempfindlich. Während einer Johanniskraut-Kur intensive Sonnenbäder meiden.

Besonders zu empfehlen bei leichten bis mittelschweren Depressionen und Gemütsverstimmungen, bei Wetterfühligkeit, bei Schlafstörungen, Angstzuständen und beim Erschöpfungssyndrom sowie bei Beschwerden in den Wechseljahren und bei Streß.

Die echte Kamille – das Wundheilkraut

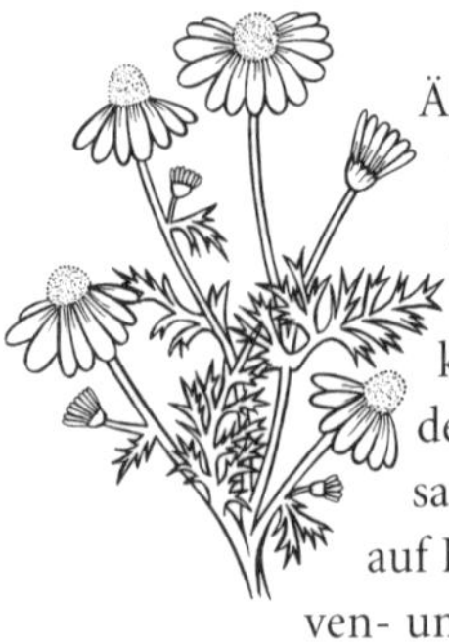

Ähnlich wie die Brennessel hilft auch die Kamille bei einer Vielzahl von Beschwerden. In der Volksheilkunde galt die Kamille immer schon als Allheilmittel. Sie ist besonders für Frauen und Kinder geeignet, die unter nervöser Reizbarkeit oder unter häufigen krampfartigen Beschwerden leiden. Der typische Kamillentyp, bei dem dieses Mittel meist auch hervorragend hilft, ist sehr empfindsam, kann Schmerzen schlecht aushalten und reagiert sehr sensibel auf Lärm und falsche Worte. Die Kamille ist ein ausgezeichnetes Nerven- und Herzberuhigungsmittel. Schlaflose, bei denen Baldrian nicht wirkt, sollten einmal die Kamille ausprobieren.

- Lateinischer Name: Matricaria chamomilla
- Standort: auf Äckern, Wiesen, Brachland und Schutthalden
- Verwendete Pflanzenteile: Blüten
- Sammelzeit: Blüten von Mai bis August, stärkste Heilkraft zu Johanni
- Inhaltsstoffe: Cumarin, Cholin, Bisabolol, Chamazulen

Ein besonderer Tip: Kamillentee immer frisch zubereiten, nicht den ganzen Tag in der Thermoskanne stehen lassen.

- Wirkungsweise: krampflösend, bakterienhemmend, keimtötend, entzündungshemmend, wundheilend, schmerzlindernd und stoffwechselanregend. Die Kamille ist bei allen entzündlichen Hautreaktionen zu empfehlen, besonders auch bei chronischen Prozessen. Sie hilft bei entzündlichen Magen-Darm-Störungen, bei innerer Unruhe, Übermüdung, Reizbarkeit und Überempfindlichkeit.

Die Königskerze – das Erkältungs- und Hustenkraut

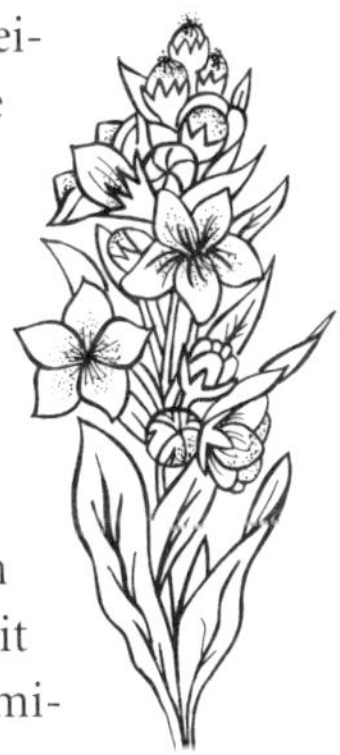

In der Volksheilkunde wurde die Königskerze bei verschiedenen Leiden erfolgreich eingesetzt und sehr verehrt. Nicht umsonst trägt die Jungfrau Maria auf vielen alten Darstellungen eine Königskerze in der Hand.
Wenn Sie unter häufigen Erkältungskrankheiten leiden oder oft Probleme mit den Luftwegen haben, ist die Königskerze für Sie vielleicht das richtige Kraut. Die Königskerze hilft bei Heiserkeit, Husten, häufig wiederkehrenden Infekten, bei akuter und chronischer Bronchitis und bei Asthma. Aber auch bei krampfartigen Schmerzen des Verdauungsapparates, bei häufigem Harndrang mit Blasenreizung sowie bei neuralgischen Gesichtsschmerzen (Trigeminusneuralgie) kann die Königskerze von Nutzen sein.

- Lateinischer Name: Verbascum thapisforme
- Standort: Brachland, Wiesen, steiniger Boden, sonnige Plätze, Bahndämme
- Verwendete Pflanzenteile: Blüten und Blätter
- Sammelzeit: Blüten von Juni bis September direkt aus dem Kelch zupfen, Blätter nach der Blüte pflücken.

- Inhaltsstoffe: Saponine, Flavonoide, Phytosterol, ätherische Öle, Schleim
- Wirkungsweise: Die Königskerze wirkt auswurffördernd und blutreinigend. Sie hat außerdem eine schmerzlindernde und entzündungshemmende Wirkung.

Der Löwenzahn – das Kraut für Leber und Galle

Nach altem Hexenglauben soll sich jeder Wunsch erfüllen, wenn man sich von Kopf bis Fuß mit Löwenzahn einreibt.
Der weiße Milchsaft des Löwenzahns gleicht in seiner Zusammensetzung den Verdauungssäften der Galle und der Bauchspeicheldrüse. Fünf Löwenzahnstengel, vor den Mahlzeiten gekaut, reinigen Haut und Blut. Der Milchsaft aus den Stengeln ist nicht giftig, wie von vielen angenommen wird. Löwenzahn bringt die Säfte im Körper zum Fließen, hilft bei Leberbeschwerden, Gallenleiden, Verdauungsbeschwerden und bei stoffwechselbedingten Depressionen.

- Lateinischer Name: Taraxacum officinale
- Standort: auf Wiesen, Weiden, Äckern und an Wegrändern
- Verwendete Pflanzenteile: Blätter, Blüten und Wurzeln
- Sammelzeit: junge Blätter im Frühjahr, größere Blätter von Mai bis Juli. Wurzeln im Oktober oder November, aber nicht früher, weil sonst der Inulingehalt zu niedrig ist.
- Inhaltsstoffe: Taraxacin, Inulin, Phytosterole, Inosit, Harze, Kautschuk, Gerbstoffe, Vitamin B und C
- Wirkungsweise: regt den Stoffwechsel an, fördert die Reinigung und Entgiftung der Leber, regt den Gallenfluß an, aktiviert die Fettverdauung, stärkt die Bauchspeicheldrüse und den Magen.

Melisse – ein Kraut für die Nerven

Für die heilige Hildegard von Bingen besaß die Melisse die Kräfte von 15 anderen Heilkräutern. Paracelsus schrieb sogar: »Melissa ist von allen Dingen, welche die Erde hervorbringt, das beste Kräutlein.« Die Melisse verströmt mit ihrem angenehmen Duft eine wohltuende Frische und Leichtigkeit. Besonders geeignet ist sie für Menschen, denen Aufregung auf das Herz-Kreislauf-System schlägt, die morgens nur schwer aus dem Bett kommen oder bereits müde und erschöpft erwachen. Die Melisse hilft nervösen und depressiv veranlagten Menschen, die oftmals glauben, ihre Alltagspflichten nicht bewältigen zu können. Sie wirkt entkrampfend auf das Nervensystem, erfrischt und erhellt das Gemüt.

- Lateinischer Name: Melissa officinalis
- Standort: in Gärten und Kulturen, sät sich von selbst im Garten weiter, benötigt viel Sonne, um ätherische Öle zu entwickeln.
- Verwendete Pflanzenteile: Blütenknospen und Blätter
- Sammelzeit: Mai bis Juni und September. Blätter vor und nach der Blüte pflücken.
- Inhaltsstoffe: Citral, Citrolenol, Linalol, Gerb- und Bitterstoffe, Harze

Vorsicht: Nicht in der Schwangerschaft einnehmen!

- Wirkungsweise: Die Melisse wirkt anregend, körperlich und geistig stimulierend, stärkt Herz und Nerven. Sie hilft bei nervösen Schlafstörungen, bei leichter Erregbarkeit, Angstzuständen, Niedergeschlagenheit und Erschöpfung, bei allen nervös bedingten Leiden, bei Herzrhythmus- und Kreislaufstörungen, bei Migräne, Schwindelgefühl, Ohrensausen sowie bei Verdauungsstörungen.

Pfefferminze – ein Kraut gegen viele Beschwerden

Manche Leute trinken regelmäßig zum Frühstück oder zum Abendessen eine Tasse Pfefferminztee. Diese Pflanze gehört zu den Heilkräutern und sollte nicht als Genußtee täglich getrunken werden. Bei einer ganzen Reihe von Beschwerden kann die Pfefferminze für schnelle Hilfe sorgen. Sie stärkt das Nervensystem, wirkt allgemein kräftigend und beseitigt nervöse Herzbeschwerden. Ihre Einnahme fördert Konzentration und Ausdauer. Sie behebt Müdigkeit und Verdauungsstörungen. Auch bei Magenschmerzen und Darmkrämpfen, bei Blähungen und schlechtem Mundgeruch sorgt sie für schnelle Hilfe. Ein kräftiger Pfefferminztee ist besonders geeignet für geistige Arbeiter, die sich sehr konzentrieren müssen und durch wenig Bewegung oder schnelles Essen häufig unter Verdauungsbeschwerden leiden.

- Lateinischer Name: Mentha piperita
- Standort: kann im Garten oder auf der Fensterbank angepflanzt werden.
- Verwendete Pflanzenteile: Blätter und Blüten
- Sammelzeit: Blätter im Juli kurz vor der Blüte und nochmal im September die ganze Pflanze oder nur die Triebspitzen zur Mittagszeit pflücken, dann ist der Ölgehalt am höchsten.
- Inhaltsstoffe: Menthol, ätherische Öle, Gerb- und Bitterstoffe. Vorsicht: In starken Dosen wirkt die Pfefferminze schlafstörend! Nicht bei Säuglingen und Kleinkindern anwenden. Bei stillenden Müttern schränkt die Pfefferminze die Milchproduktion ein. Nicht länger als 3 Wochen einnehmen, dann eine Pause von 2 Wochen einschieben.

Wer sich homöopathisch behandeln läßt, sollte auf die Pefferminze verzichten, weil sie die Wirkung der homöopathischen Mittel aufhebt. Dazu gehören auch Kaugummis, Minzbonbons, Zahnpasta und Mundwässer mit Pfefferminzbestandteilen.

- Wirkungsweise: Die Pfefferminze wirkt allgemein kräftigend, entzündungshemmend, keimtötend, krampflösend, antiseptisch und blähungswidrig. Das Öl der Pfefferminze wirkt desinfizierend bei Erkältungskrankheiten.

Rosmarin – das sanfte Anregungsmittel

Rosmarin gehört zu den natürlichen Stimulantien. Der Rosmarinkampfer belebt Herz und Kreislauf und ist mit dem japanischen Kampfer vergleichbar. Dieses Heilkraut ist besonders geeignet für blasse Menschen, die häufig unter kalten Händen und Füßen leiden. Auch Personen, die Probleme mit dem Kreislauf haben, sowie ältere Menschen, die unter Schwächezuständen leiden, können von der belebenden Wirkung des Rosmarins profitieren. Auch bei geistiger Überanstrengung und körperlicher Erschöpfung ist diese Heilpflanze zu empfehlen.
Rosmarintee ist eine gute Alternative zum Kaffee, weil er das Herz-Kreislauf-System auf natürliche Weise belebt und nicht die schädlichen Inhaltsstoffe des Kaffees enthält.

- Lateinischer Name: Rosmarinus officinalis
- Standort: in Gärten, vor allem in den Mittelmeerländern, braucht viel Sonne, um ätherische Öle zu entwickeln.
- Verwendete Pflanzenteile: Blätter und Blüten
- Sammelzeit: Blätter bis zum Herbst, blühendes Kraut Juni bis August
- Inhaltsstoffe: Bitter- und Gerbstoffe, Saponine, ätherisches Öl

Vorsicht: Nicht gleichzeitig mit einer homöopathischen Behandlung einnehmen. Nicht in der Schwangerschaft oder bei Epilepsie verwenden.
Rosmarin wirkt anregend, deshalb sollten Sie ihn nicht vor dem Schlafengehen einnehmen.

- Wirkungsweise: Rosmarin wirkt herz-, kreislauf- und gefäßstärkend und ist ein ideales Mittel bei niedrigem Blutdruck.

Schafgarbe – das Kraut für den Unterleib

Als der griechische Held Achilles sich bei den Kämpfen um Troja an der Ferse verletzte, legte ihm die Göttin Aphrodite zur Heilung Schafgarbe auf die Wunde. So entstand die lateinische Bezeichnung der Pflanze »Achillea«.
Die Schafgarbe empfiehlt sich für diejenigen, die häufig unter Entzündungen, Krämpfen oder Verspannungen im Magen-Darm-Bereich leiden. Gleichzeitig wirkt sie positiv auf Leber und Galle, weil sie die Leberzellen entgiftet.
Die Schafgarbe ist ein ausgesprochenes Frauenkraut. Sie reguliert die Menstruation und ist ein Heilmittel für Eierstöcke und Gebärmutter. Sie ist besonders bei krampfartigen und zu starken Regelblutungen zu empfehlen, aber auch bei Gebärmuttervorfall, Myomen und bei Beschwerden der Wechseljahre kann sie eingenommen werden.

- Lateinischer Name: Achillea millefolium
- Standort: Äcker, Wiesen, Grasplätze, Wegränder
- Verwendete Pflanzenteile: junge Blätter, blühendes Kraut
- Sammelzeit: im Frühjahr die jungen Blätter, blühendes Kraut von Juni bis Oktober
- Inhaltsstoffe: ätherische Öle, Chamazulen und Cineol, der Bitterstoff Achillin, Gerbstoffe, Aconitsäure, Cholin

Vorsicht: Nicht in größeren Mengen einnehmen und nicht länger als 4 Wochen. Die Berührung der Pflanze kann bei Personen, die gegen Korbblütler allergisch sind, einen bläschenartigen Ausschlag hervorrufen. Das können Sie vermeiden, indem Sie nur junge Pflanzen pflücken.

- Wirkungsweise: Die Schafgarbe löst Verkrampfungen und Verspannungen der Unterleibsorgane und des Kreuzes. Wie die Kamille wirkt auch die Schafgarbe entzündungswidrig, schleimhautberuhigend und krampflösend.

Spitzwegerich – Reinigungskraut für die Atmungsorgane

Der Wegerich gehört zu den ältesten Heilpflanzen. Diese kleine und zierliche Pflanze besitzt soviel Kraft, daß sie selbst durch harte Straßen wachsen kann. Die Inhaltsstoffe der Pflanze bewirken eine Reinigung und Kräftigung des Atemtraktes, darum ist diese Pflanze besonders für Menschen geeignet, die unter Beschwerden der Atmungsorgane leiden, und für Raucher. Dank seiner Schleimstoffe und antibiotischen Substanzen ist der Spitzwegerich ein wunderbares Hustenmittel.

- Lateinischer Name: Spitzwegerich – Plantago lanceolata, Breitwegerich – Plantago major
- Standort: auf Wiesen, an Wegrändern und auf Weiden
- Verwendete Pflanzenteile: Blätter, Samen und Wurzeln
- Sammelzeit: Blätter im Frühjahr bis zu Beginn der Samenreife, Samen von August bis Oktober, Wurzeln bis Ende Oktober
- Inhaltsstoffe: Glykosid Aucubin, Emulsin, Labenzym, Kaliumsalze, Kieselsäure, Vitamin C, Zink u. a.
- Wirkungsweise: Der Wegerich wirkt reinigend, kräftigend, entzündungshemmend, schleimfördernd und bakterienhemmend bei allen Erkrankungen der Atmungsorgane, wie Husten, Heiserkeit, Asthma, Bronchitis und Entzündungen der Nasennebenhöhlen

Weißdorn – das Herz- und Kreislaufkraut

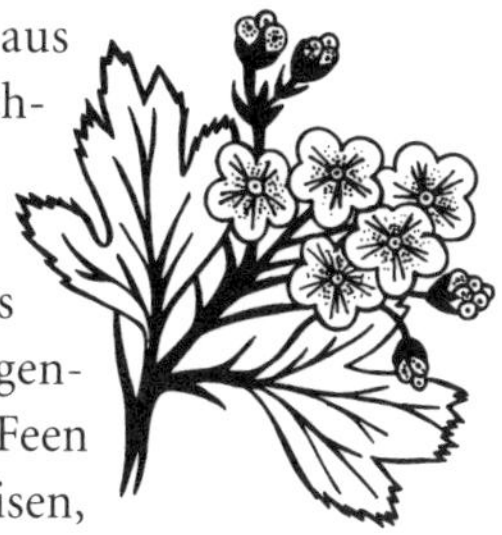

Nach alten Überlieferungen soll die Dornenkrone Christi aus Ruten des Weißdorns geflochten worden sein. Anderen Berichten zufolge soll der Zauberer Merlin vom Hofe König Artus' unter einem Weißdornbusch begraben worden sein. Aus Weißdornholz wurden Zauberstäbe hergestellt, die Geister aus der Astralwelt anlocken oder abwehren sollten. Englische Legenden erzählen, daß die Blüten des Weißdorns glücksbringende Feen und Elfen ins Haus locken können. Diese Geschichten beweisen, daß der Weißdorn schon immer als mächtiger Heil- und Zauberbusch bekannt war.

Der Weißdorn ist besonders empfehlenswert bei Herz-Kreislauf-Beschwerden, bei Druck- und Beklemmungsgefühlen in der Herzgegend, bei nachlassender Leistungsfähigkeit des Herzens, bei Durchblutungsstörungen, bei leichten Herzrhythmusstörungen, bei Arterienverkalkung und Herzneurosen. Auch bei Schwindel, beim Altersherz, bei zu hohem oder zu niedrigem Blutdruck, bei Reizbarkeit und Schlaflosigkeit hat sich der Weißdorn bestens bewährt. Er gehört zu den Heilpflanzen, die keine schädlichen Nebenwirkungen besitzen und auch über einen längeren Zeitraum eingenommen werden können. Auch zur Nachbehandlung des Herzinfarktes ist der Weißdorn zu empfehlen.

- Lateinischer Name: Crataegus
- Standort: wächst wild in Laubwäldern, an Waldrändern, in Gebüschgruppen, in Gärten oder Parkanlagen.
- Verwendete Pflanzenteile: junge Blätter, Blüten und Beeren. Sammelzeit: junge Blätter vor der Blüte, Blüten im Mai, Blatter von Mai bis August, Beeren September bis Oktober.
- Inhaltsstoffe: Quercetin, Rutin, Gerbstoffe, Hyperosid, Pektin, Aesculin, Acetylcholin, Vitamin B und C und viele Spurenelemente
- Wirkungsweise: Der Weißdorn stärkt die Schlagkraft und Durchblutung der Herzkranzgefäße. Er erweitert die Herzkranzgefäße und sorgt somit für eine bessere Durchblutung. Weißdorn kräftigt das venöse, arterielle und kapillare Gefäßsystem.

Altes Kräuterwissen neu entdeckt

Sehr wichtig beim Kräutersammeln ist Ihre innere Einstellung. Begegnen Sie der Natur mit Achtung, Dankbarkeit, Liebe und Ehrfurcht. Gehen Sie mit offenen Augen durch die Natur und achten Sie auf Ihre Intuition. Rupfen Sie nicht wahllos die nächstbeste Heilpflanze aus, sondern erspüren Sie die Pflanzen, zu denen Sie sich besonders hingezogen fühlen. Wenn Sie eine geeignete Pflanze entdeckt haben, bitten Sie diese innerlich um Hilfe. Sie dürfen auch ruhig mit der Pflanze reden und sie fragen, ob Sie ein paar Blätter von ihr abschneiden dürfen. Wenn Ihnen das nicht zusagt, weil Sie sich dabei etwas lächerlich vorkommen, können Sie im Geiste mit der Pflanze kommunizieren. Diese Kontaktaufnahme ist ein wichtiger Teil der Heilgewinnung.

Was Sie beim Sammeln der Kräuter beachten sollten

Im Umgang mit der Natur können wir viel von den alten indianischen Traditionen lernen. Wenn die Indianer eine Heilpflanze pflückten, nahmen sie stets nur so viel mit, wie sie wirklich benötigten. Wenn sie die Pflanze zu sehr schädigten, dann starb die Pflanzenseele, und dadurch verlor auch der geerntete Teil seine Heilkraft. Wenn sie von der Natur etwas nahmen, dann gaben sie auch stets wieder etwas zurück, damit ein Gleichgewicht erhalten blieb.
Wenn Sie möchten, können Sie während des Heilpflanzensammelns als kleine Geschenke einige Hirse- oder Getreidekörner neben die Pflanzen streuen, ein paar hübsche Steine fallen lassen oder eine Melodie singen.
Sammeln Sie keine Pflanzen, die in der Nähe von verkehrsreichen Straßen wachsen. Durch ihren Bleigehalt schaden sie mehr, als sie nützen. Auf Feldern und angrenzenden Wegstreifen wachsen meist Pflanzen, die mit Unkraut- und Insektenvernichtungsmitteln gespritzt wurden. Leider muß man in der heutigen Zeit auf all diese Dinge achten. Pflücken Sie auch keine Heilkräuter, die am Rande verschmutzter Gewässer wachsen. Sammeln Sie nur kräftige und gesunde Pflanzen, und meiden Sie Orte, an denen viele kranke oder gelblich verfärbte Pflanzen wachsen. Nehmen Sie nie mehr mit, als Sie benötigen. Manche Pflanzen sind einjährig, und zur Erhaltung ihrer Art sind die Samen nötig. Pflücken Sie keine seltenen oder unter Naturschutz stehenden Pflanzen.

Zum Sammeln benötigen Sie einen Korb, Bindfaden, eine Schere oder ein Messer. Die idealen Bedingungen, um Pflanzen zu sammeln, bestehen, wenn es drei Tage nicht geregnet hat.
Die Heilkräfte der Pflanzen sind besonders intensiv, wenn Sie einige Regeln beherzigen:

- Sammeln Sie am Vormittag Blätter oder die gesamte Pflanze mit Stengeln, Blättern und Blüten. Ideal ist ein Tag, an dem der Mond im Krebs, im Skorpion oder in den Fischen steht.
- Wenn die Sonne am höchsten Punkt steht, ist die beste Zeit, um Blüten zu ernten, weil sie nun mit der Kraft der Sonne aufgeladen sind. Tage, an denen der Mond im Zwilling, im Wassermann oder in der Waage steht, sind besonders zu empfehlen. In der Abenddämmerung werden Wurzeln gesammelt. Besonders günstig ist der Spätherbst, wenn der Mond im Stier, in der Jungfrau oder im Steinbock steht.
- Samen und Beeren können am frühen Nachmittag geerntet werden. Besonders günstig ist der Zeitpunkt, wenn der Mond im Schützen, im Löwen oder im Widder steht.
- Schneiden Sie die Pflanzen mit einem Messer oder einer Schere sorgfältig ab, und schütteln Sie anschließend kleine Insekten aus der Pflanze. Vor dem Trocknen sollten die Pflanzen auf keinen Fall gewaschen werden, weil sie dadurch viel von ihrer Kraft verlieren und leicht zu schimmeln beginnen.
- Sie können die Pflanzen zu kleinen Sträußen zusammenbinden und an einem warmen und gut belüfteten Ort aufhängen. Besonders geeignet sind Dachböden, Treppengeländer oder Küchen. Sie können die Pflanzen, Blüten oder Blätter auch auf Backpapier, Seidenpapier, Stoffwindeln oder engmaschigem Drahtgeflecht unter häufigem Wenden trocknen. Die Trocknungszeit beträgt für Blätter und Blüten circa 14 Tage. Beeren, Wurzeln und Früchte benötigen 6 Wochen, um völlig durchzutrocknen. Nach dem Trocknen können Sie das Trockengut in dunklen Gläsern, Papiertüten, Ton- oder Porzellangefäßen aufbewahren. Nach einem Jahr verlieren die meisten Heilkräuter ihre Wirkung, deshalb vergessen Sie nicht, die Gefäße mit dem Datum zu beschriften.
- Die Wurzeln werden mit einer Bürste gründlich gesäubert, kleingeschnitten und auf Bindfaden gezogen. Zum Trocknen werden sie an einem gut belüfteten Ort aufgehängt.

- Verwenden Sie Regenwasser oder Leitungswasser, das durch Abkochen entchlort wurde. Besonders zu empfehlen sind Wasserfilter, die das Wasser weich machen. Wenn Sie möchten, können Sie das Gießwasser noch zusätzlich mit Edelsteinkräften aufladen, indem Sie einfach einen Bergkristall oder einen Rosenquarz ins Gießwasser legen.

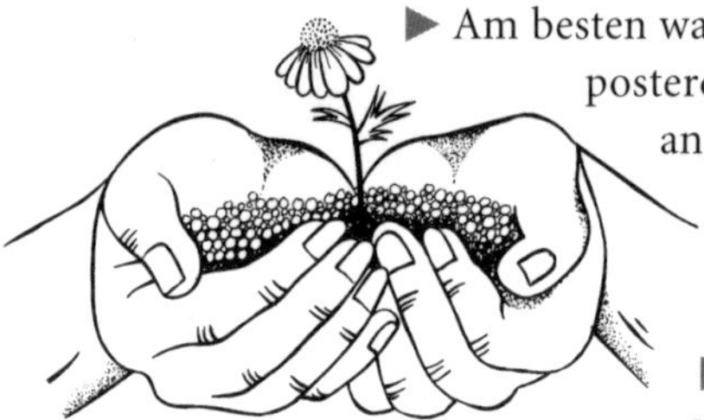

- Am besten wachsen Pflanzen auf selbst hergestellter Komposterde. Die in Gärtnereien und Supermärkten angebotene Erde ist meist sterilisiert und deshalb nicht zu empfehlen. Wenn Sie keinen eigenen Kompost besitzen, mischen Sie gekaufte Erde mit Humus aus dem Wald.
- Wenn Sie um Ihre Pflanzen einen eiförmigen Steinkreis legen oder die Beete kreisförmig anlegen, wachsen und gedeihen Ihre Pflanzen viel besser.
- Reißen Sie nicht alle Unkräuter in Ihrem Garten aus. Wer die Sprache der Unkräuter richtig zu deuten vermag, der kann erkennen, wie es um die Beschaffenheit seines Bodens bestellt ist. Wenn Sie bestimmte Unkräuter aus Ihrem Garten verbannen wollen, brauchen Sie nur die Bodenbeschaffenheit in Ihrem Garten zu verändern, und bestimmte Unkräuter verschwinden von ganz allein.
- Hahnenfuß, Breitwegerich, Sauerampfer und Ackerschachtelhalm wachsen bevorzugt auf schweren und undurchlässigen Böden mit Staunässe. Wenn diese Kräuter im Garten vermehrt auftreten, wissen Sie, daß der Boden mehr Humus benötigt.
- Löwenzahn, Geißraute und Gänsedistel lockern den Boden auf und holen mit ihren langen Wurzeln Nährstoffe aus den tiefer gelegenen Bodenschichten. Mengen Sie etwas Steinmehl unter den Boden.
- Wo sich Vogelmiere, Kamille und Brennessel ausbreiten, ist der Boden von einer guten Beschaffenheit.
- Wenn Ihre Pflanzen gelbliche Verfärbungen zeigen, liegt ein Stickstoff- oder Eisenmangel vor. Die Erde benötigt in diesem Fall Hornspäne oder Hornmehl.
- Wenn die Blätter an den Rändern braun werden, benötigt der Boden Holzasche, Kalimagnesium oder Algendünger.

Zwiebelschalenbrühe gegen Ungeziefer: 30–50 g Zwiebelschalen 1 Woche lang in 7 Liter Wasser gut durchziehen lassen. Mit dieser Brühe werden die Pflanzen gespritzt, wenn sie von Ungeziefer befallen sind.

Welche Heilkräuter haben Nebenwirkungen und sollten nicht über einen längeren Zeitraum eingenommen werden?

Ackerwinde – sparsam verwenden, kann Durchfälle verursachen.
Angelika – vermeiden Sie während der Einnahme intensive Sonnenbäder, die Haut wird durch Angelika lichtempfindlicher.
Anis – bei Gastritis und Magen-Darm-Geschwüren ausgesprochen sparsam verwenden.
Artischocke – nicht bei Gallensteinen und Verschluß der Gallenwege einnehmen.
Arnika – innerlich nur nach Absprache mit einem Fachkundigen einnehmen. Ausnahme: homöopathische Zubereitung.
Baldrian – nicht länger als 4 Wochen einnehmen. Es empfiehlt sich ein Wechsel mit Lavendel, Johanniskraut und Passionsblume.
Beifuß – nicht bei Fieber, Entzündungen oder Hitzewallungen einnehmen.
Beinwell – nicht über einen längeren Zeitraum einnehmen.
Berberitze – kleine Mengen verwenden.
Besenginster – sparsam verwenden, nicht über einen längeren Zeitraum einnehmen.
Enzian – nicht bei Gastritis, Geschwüren und Blutungen verwenden.
Erdrauch – nicht länger als 14 Tage einnehmen.
Frauenmantel – nicht über einen längeren Zeitraum einnehmen.
Heidelbeeren – nicht zu hoch dosieren, können sonst der Leber schaden.
Holunder – keine reifen Beeren roh essen, verursachen Brechreiz und Verdauungsstörungen.
Hopfen – nicht länger als 4 Wochen einnehmen. Gutes Schlafmittel, jedoch nicht geeignet für Menschen mit depressiven Verstimmungen.
Johanniskraut – nicht länger als 4 bis 5 Wochen einnehmen, kann bei ständiger Einnahme die Leber schädigen. Vorsicht bei längeren Sonnenbädern, die Lichtempfindlichkeit der Haut erhöht sich.
Kalmus – nicht bei Durchfall und nicht mehr als 2 Tassen Kalmustee täglich trinken.
Labkraut – nicht geeignet für Diabetiker.

Pfefferminze – ist ebenfalls eine Heilpflanze, nicht ständig als Haustee trinken, kann Sodbrennen verschlimmern.
Preiselbeere – nicht über einen längeren Zeitraum einnehmen.
Rainfarn – bei Nieren- und Lebererkrankungen meiden.
Rosmarin – nicht bei hohem Blutdruck einnehmen.
Salbei – nicht bei Anfallsleiden verwenden.
Schafgarbe – nicht länger als 4 Wochen und nicht einnehmen, wenn Medikamente zur Verringerung der Blutgerinnung eingenommen werden. Meiden Sie ältere Pflanzen, sie können Hautausschläge verursachen.
Schachtelhalm – nicht länger als 6 Wochen einnehmen, nicht bei Nierenentzündungen verwenden.
Schöllkraut – sehr sparsam dosieren, am besten homöopathisch zubereiten.
Senna – sparsam verwenden, kann starke Durchfälle auslösen.
Steinklee – vorsichtig dosieren, nur 1/2 Teelöffel auf 1/4 Liter Wasser geben. Führt bei Überdosierung zu Übelkeit. Nicht einnehmen bei zu starken Regelblutungen.
Stiefmütterchen – nicht bei fortgeschrittener Zerebralsklerose einnehmen. Mäßig dosieren, zuviel Stiefmütterchen kann Erbrechen hervorrufen.
Thymian – nicht bei Leber- und Nierenerkrankungen einnehmen.
Wacholder – nicht bei Nierenerkrankungen einnehmen.
Wegerich – nicht bei inneren Blutungen anwenden.
Wermut – nicht über einen längeren Zeitraum einnehmen.

Bestimmte Kräuter stimulieren die Uteruskontraktionen oder haben blutungsfördernde Eigenschaften. Vorsicht deshalb bei folgenden Kräutern: Angelika, Anis, Beifuß, Beinwell, Berberitze, Blutwurz, Bockshornklee, Borretsch, Engelwurz, Enzian, Flohkraut, Faulbaum, Gartenraute, Ginster, Herzgespann, Huflattich, Liebstöckel, Mistel, Muskatnuß, Mutterkraut, Papayablätter, Pestwurz, Petersilie, Quendel, Rhabarber, Rainfarn, Rosmarin, Salbei, Schafgarbe, Schöllkraut, Senna, Stiefmütterchen, Tausendgüldenkraut, Thymian, Wacholder, Wermut, Zimt.

Heilmittel selbstgemacht

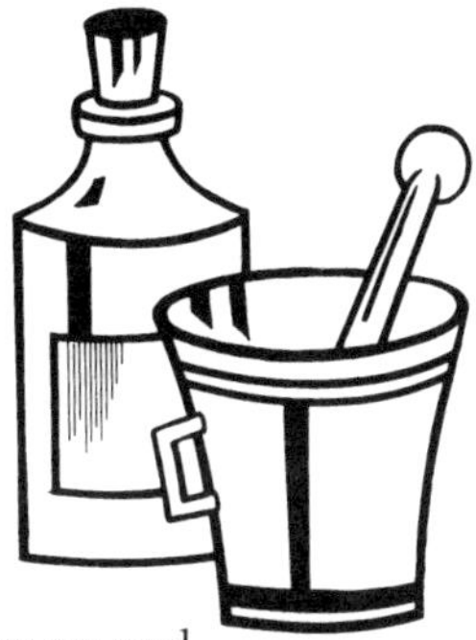

Schon als Kind war ich in meinem Familienkreis als kleine Kräuterhexe verschrien, weil ich ständig versuchte, aus Kräutern, Beeren und anderen Substanzen Zaubertränke und heilende Elixiere zu brauen. Diese wundersamen Mixturen verteilte ich dann großzügig an kranke Tiere sowie an meine Teddybären und Puppen. Als ich dann später Heilpraktikerin wurde, verstärkte sich meine Faszination für dieses Gebiet. Ich eignete mir das nötige Wissen an und verband es mit den Erfahrungen meiner Kindheit. Unermüdlich wollte ich damals von meinen Großmüttern oder anderen älteren Leuten geheime Rezepte und Behandlungsmethoden erfahren.
Im Laufe meines Lebens habe ich auf diese Weise viele verschiedene Heilmittelrezepturen gesammelt und ausprobiert. Dabei habe ich festgestellt, daß die Herstellung mancher Heilmittel so kompliziert war, daß man schon beim Lesen der Rezepturen die Lust an der ganzen Sache verlor. Aus diesem Grund habe ich die einfachsten und besten Heilmittel zum Selbermachen für Sie ausgesucht, denn schließlich soll das Herstellen eines Heilmittels auch Freude bereiten.
Bestimmt werden Sie in diesem Buch eine ganze Reihe Rezepturen finden, durch die Sie Ihre Beschwerden lindern und Ihr Wohlbefinden steigern können. Es ist sehr lobenswert, daß Sie für Ihre Gesundheit mehr Eigenverantwortung übernehmen möchten. Ich möchte jedoch an dieser Stelle nochmals darauf hinweisen, daß Sie bei unklaren Beschwerden oder diffusen Schmerzen einen Arzt oder Heilpraktiker konsultieren sollten.
Menschen, die unter ernsthaften Erkrankungen der Leber oder Bauchspeicheldrüse, unter Epilepsie oder Bluthochdruck leiden oder Alkoholprobleme haben, sollten keine Heilmittel einnehmen, in denen Alkohol enthalten ist.

Also dann, viel Spaß beim Ausprobieren der Rezepturen.

Alkoholische Kräutermedizin

Viele Kräuter entfalten ihre wertvollen Eigenschaften erst durch Alkohol. Wein ist ein guter Träger für die heilenden Inhaltsstoffe der Kräuter. Heilweine können je nach Inhaltsstoffen beleben, kräftigen, anregen oder den Körper entspannen. Mengenangaben für selbstgemachte Medizin: 1 Teelöffel entspricht 5 Gramm, 1 Eßlöffel entspricht 10 Gramm, 1 Handvoll entspricht circa 30–40 Gramm, 20 Tropfen einer wäßrigen Lösung entsprechen etwa 1 Gramm.

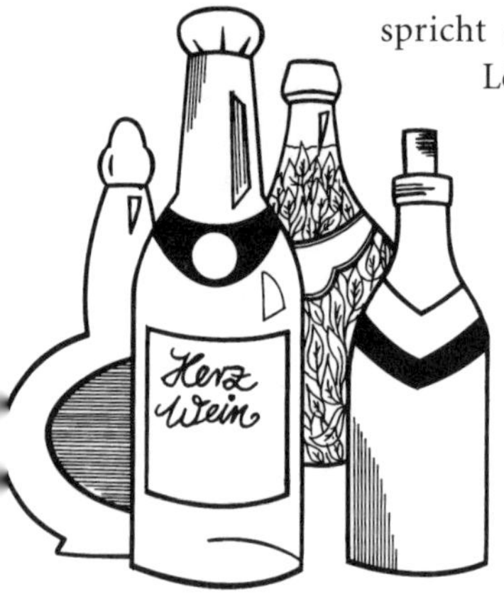

Heilweine

► **Grundrezept des Heilweins**
(wenn nichts anderes angegeben)
1 Handvoll frische Kräuter oder getrocknetes Kraut
1 Liter Weiß- oder Rotwein.
Je nach Kraut 1 bis 3 Wochen an einen warmen Ort, im Sommer in die Sonne, im Winter an die Heizung oder auf einen Kachelofen, stellen. Ganz wichtig ist das tägliche Schütteln, damit die Wirkstoffe sich lösen und in den Wein übergehen können. Der fertige Wein wird durch einen Kaffeefilter, ein Haarsieb oder durch einen Damenstrumpf gefiltert, in getönte Flaschen gefüllt und im Kühlschrank aufbewahrt.

Heilweine für Magen, Darm, Leber, Galle und Bauchspeicheldrüse

► **Löwenzahnwein**
1 Handvoll frische Löwenzahnblüten
10 g Fenchelsamen
10 g Anissamen
20 g Mariendistelkraut
0,7 Liter Weißwein
Nach 14 Tagen abfiltern. Vor dem Essen 1 kleines Likörglas voll trinken. Dieser Wein stärkt Leber, Galle und Magen und wirkt säftebildend.

▶ **Appetitanregender Wermutwein**
40 g Wermutblätter
10 g Pfefferminzblätter
1 Liter Weißwein
Nach 5 Tagen abfiltern. Dreimal täglich einen Eßlöffel Wermutwein vor und nach dem Essen regt den Stoffwechsel an, fördert die Verdauung, hilft bei Völlegefühl, Appetitlosigkeit, Sodbrennen und Magendruck. Nur bei Bedarf einnehmen.

▶ **Ingwer-Kalmus-Wein**
40 g geschnittene Kalmuswurzel
20 g geschnittene Ingwerwurzel, frisch oder getrocknet
5 g Tausendgüldenkraut
1 Liter Weißwein
Nach acht Tagen abfiltern. Bei Verdauungsbeschwerden vor und nach dem Essen 1 Eßlöffel voll einnehmen.

▶ **Abführender Wein**
30 g Sennesschoten
25 g zerquetschter Rhabarber
10 g Fenchelsamen
4–5 Gewürznelken
1 Liter Weißwein
Jeden Tag mehrmals kräftig schütteln. Nach 6 Tagen abfiltern.
2–3 Eßlöffel regen die Verdauung an. 6 Eßlöffel wirken abführend.

Heilweine für Herz-Kreislauf-Beschwerden

▶ **Herzwein**
50 g Weißdornblüten und -blätter
30 g Mistelkraut
20 g Johanniskraut
1 Liter Rotwein
14 Tage stehen lassen und dann abfiltern. Nach den Mahlzeiten 1 kleines Likörglas voll trinken. Dieser Wein kann sowohl bei zu hohem als auch bei zu niedrigem Blutdruck getrunken werden, außerdem sorgt er für eine bessere Durchblutung der Herzkranzgefäße.

Hagebuttenwein

2 Handvoll frische Hagebuttenfrüchte
100 g Honig
1 Vanillestange
0,7 Liter Roséwein

Die Früchte werden leicht zerquetscht, die Vanillestange wird aufgeschlitzt und in die Flasche gefüllt. Nach 14 Tagen durch ein Tuch filtern und Honig hinzufügen. Dieser Wein ist mineralstoff- und vitaminreich und spendet Kraft für Herz und Nerven.

Petersilien-Honig-Wein

10 Stengel frische Petersilie mit Blättern
2 Eßlöffel Apfelessig oder Weinessig
3 Schnapsgläser Weißdorntinktur
2 Schnapsgläser Knoblauchtinktur
150 g Honig
0,7 Liter Weißwein

Die Petersilie wird mit dem Weißwein 10 Minuten leicht gekocht.
Wenn die Flüssigkeit lauwarm ist, gibt man Honig, Obstessig, Weißdorn und Knoblauchtinktur hinzu. Dieser Wein ist zu empfehlen bei allen Herz-Kreislauf-Erkrankungen. Er entwässert, schützt die Gefäße und regt die Drüsentätigkeit an. Bei Bedarf nimmt man dreimal täglich 1 Eßlöffel oder kurmäßig 4 bis 5 Wochen lang zweimal täglich einen Eßlöffel voll.

Rosmarin-Kräftigungswein

1 Handvoll frische Rosmarinblätter und -blüten oder 2–3 Zweige
1 Stück Orangenschale
100 g Honig
0,7 Liter Rotwein

Rosmarin und Orangenschale 8 Tage im Wein ziehen lassen und dann abfiltern. Zum Schluß wird der Honig hinzugefügt. Dieser Wein regt den Kreislauf an, wirkt herzkräftigend und gefäßstärkend. Sehr zu empfehlen für Personen mit niedrigem Blutdruck, die schnell frieren und sehr wetterfühlig sind.

Salbeiwein

1 Handvoll frische Salbeiblätter in 1 Liter Rotwein einlegen, nach 10 Tagen durchsieben. Zwei- bis dreimal täglich 1 Likörglas nach dem Essen trinken.

Dieser Wein hat eine vitalisierende Wirkung, belebt das Nervensystem, regt die Blutzirkulation an und hilft bei übermäßiger Schweißbildung.

Nerven- und Beruhigungsweine

▶ Johanniskrautwein

Füllen Sie 6 Eßlöffel Johanniskraut in eine Flasche Weißwein. Nach 10 Tagen wird der Wein abgefüllt und das Kraut leicht ausgepreßt. Dreimal täglich ein Likörglas voll trinken. Johanniskrautwein wirkt wohltuend bei Nervosität, Erschöpfungs- und Angstzuständen, depressiven Verstimmungen und bei Menstruations- und Wechseljahrbeschwerden.

▶ Beruhigungswein

30 g Baldrianwurzel
20 g Hopfen
20 g Weißdornblätter und -blüten
1 Zimtstange
0,7 Liter Weißwein

Nach 14 Tagen abfiltern. Vor dem Schlafengehen 2 kleine Schnapsgläser voll trinken.

▶ Melissenwein

1 Handvoll frische Zitronenmelisse in 1 Liter Weißwein einlegen. Drei Tage lang an einen warmen Ort stellen, dann abfiltern; hilft bei Nervosität, Schlafstörungen, Erschöpfung, bei Blähungen und Verdauungsbeschwerden.

Heilweine bei Erkältungskrankheiten

▶ Erkältungswein

700 g Zwiebeln werden kleingeschnitten, zerquetscht und durch ein Sieb gedrückt. Anschließend gibt man 100 g Bienenhonig und 0,7 Liter Weißwein hinzu. Diese Mischung wird in Flaschen gefüllt, gut verschlossen, kühl und dunkel aufbewahrt. Diesen Wein können Sie bei Erkältung, Husten, Bronchitis oder Schnupfen einnehmen. Bei einer akuten Erkältung nehmen Sie stündlich 1 Eßlöffel, nach Besserung der Beschwerden dreimal täglich 1 Eßlöffel.

▶ Wein gegen Infektionskrankheiten

60 g Rosmarin
60 g Salbei
40 g Pfefferminze
20 g zerstoßene Wacholderbeeren
15 g zerkleinerte Gewürznelken
10 g Angelikawurzel
1 Liter Weißwein

Nach 14 Tagen abfiltern. Bei Infektionskrankheiten oder bei Ansteckungsgefahr können Sie bis zu dreimal täglich ein Likörglas voll trinken. Wenn Sie in der kalten Jahreszeit häufig mit verschnupften Personen zu tun haben, dann kauen Sie zusätzlich noch ein paar Wacholderbeeren, die schützen vor Ansteckung.

Weine zur Steigerung des Wohlbefindens und zur Kräftigung

▶ Wohlfühlwein

3 Handvoll Brennesselkraut
2 Handvoll Gundermann
2 Dolden Holunderblüten
1 Handvoll Weißdornblüten
0,7 Liter Roséwein

Alle Kräuter möglichst frisch pflücken und in den Wein geben. Nach 14 Tagen abfiltern. Dreimal täglich 1 Likörglas trinken. Stärkt die Nerven und vertreibt trübe Gedanken.

▶ Zimtwein

70 g Zimt
1 Liter Malaga

Nach 7 Tagen abfiltern. Zimtwein stärkt das Herz, wirkt allgemeinen Schwächezuständen entgegen und kräftigt den Magen.

▶ Beinwellwein

3–5 (je nach Größe) frische oder getrocknete Beinwellwurzeln in 1 Liter Weißwein für 5 bis 6 Wochen ansetzen. Von diesem Wein können Sie dreimal täglich bei Blutarmut oder nach Operationen ein Likörglas voll trinken. Beinwell ist meist in der Nähe von kleinen Bächen oder Flüssen zu finden. Graben Sie die Wurzeln im Herbst aus.

▶ **Kräuter-Gewürz-Wein**

1 Handvoll unterschiedliche Kräuter
1 Zimtstange, 2 Nelken (grob zerkleinern)
1 Stück frische Ingwerwurzel
5 Korianderkörner (grob zerkleinern)
0,7 Liter Rotwein

14 Tage ziehen lassen und dann abfiltern.
Aus jedem Heilkräuterwein, dem Sie Ingwer, Zimt, Honig und Gewürznelken hinzufügen, können Sie einen anregenden Gewürzwein herstellen.
Gewürzwein ist besonders zu empfehlen bei allgemeinen Schwächezuständen und vegetativer Dystonie.

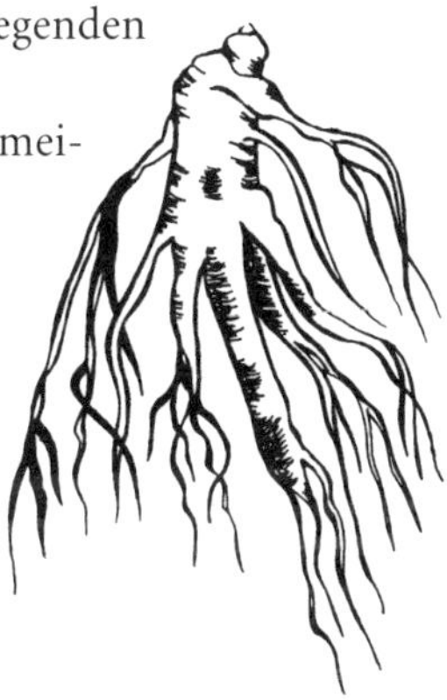

▶ **Stärkungswein**

2 getrocknete Ginsengwurzeln
1 Stück frische Ingwerwurzel
1 kleine Zimtstange
0,7 Liter Weißwein

14 Tage ziehen lassen und dann den Ingwer und die Zimtstange herausnehmen. Die Ginsengwurzel bleibt im Wein. Täglich ein kleines Likörglas davon trinken. Ginsengwurzeln können mehrmals verwendet werden. Wenn die Flasche leer ist, können Sie sie selbstverständlich ohne weiteres erneut mit Wein auffüllen.

▶ **Aphrodisischer Wein**

30 g Ginseng
30 g Damiana
2 Vanillestangen (30 g), 2 Zimtstangen (30 g)
1 Liter Chablis oder Madeira

Nach 14 Tagen abfiltern. Trinken Sie zweimal täglich 1 kleines Glas von diesem Wein. Die Wirkstoffe in diesem Wein kräftigen und sorgen für eine bessere Durchblutung der Unterleibsorgane. Es dauert allerdings einige Zeit, bis sich die Wirkung bemerkbar macht.

▶ Harnsäurelösender Wein

30 g Senfmehl
1 Liter Weißwein

4 Tage ziehen lassen, dann abfiltern. Jeden Morgen nüchtern 1 kleines Glas davon trinken, kurmäßig 4 Wochen lang. Täglich 2–3 Liter Flüssigkeit dazu trinken.

▶ Wacholderwein

30 g zerstoßene Beeren
20 g gehackte Wacholderzweige
8 g weiße Senfkörner (zerstampfen)
1 Prise Wermut
30 g Zucker
0,7 Liter Weißwein

4 Tage durchziehen lassen und dann abfiltern. Ein- bis zweimal täglich 1 Eßlöffel voll einnehmen. Dieser Wein stärkt das Verdauungs- und Nervensystem, wirkt antiseptisch, blutreinigend, harn- und schweißtreibend, entschlackend und fördert die Ausscheidung von Harnsäure. Sehr zu empfehlen bei rheumatischen Erkrankungen, allgemeinen Erschöpfungszuständen und bei Verdauungsbeschwerden. Bei akuten Nierenentzündungen darf Wacholderwein nicht eingenommen werden.

▶ Kamillenwein

Eine Handvoll Kamillenblüten wird in 0,7 Liter Weißwein angesetzt. Nach 4 Wochen wird er durch ein Tuch gefiltert und in einer gutverschlossenen Flasche aufbewahrt. Dieser Wein kann ergänzend bei allen entzündlichen Erkrankungen getrunken werden. Er löst Krämpfe und fördert die Wundheilung. Dreimal täglich 1 Likörglas davon trinken.

Kräuterschnäpse

In kleinen Mengen wirken Kräuterschnäpse nach dem Essen verdauungsfördernd und blähungswidrig. Sie regen den Gallenfluß an und sorgen so für eine bessere Fettverdauung. Sehr hilfreich sind sie nach fetten und schwerverdaulichen Mahlzeiten. Man sollte sie jedoch nicht täglich trinken. Grundrezept siehe Heilweine. Sie können frische oder getrocknete Heilkräuter verwenden.

▶ Melissengeist

2 Handvoll Melissenblüten und -blätter
1 Teelöffel Angelikawurzel
50 g Koriander
1 Zimtstange
ein paar Gewürznelken
die Schale einer unbehandelten Zitrone
0,7 Liter 38prozentiger Alkohol

Alle Zutaten in einem lichtundurchlässigen Gefäß 14 Tage ziehen lassen und dann abfiltern. Melissengeist hat eine sehr wohltuende Wirkung auf den Verdauungstrakt. Er wirkt magenstärkend, krampflösend und blähungswidrig. Er darf jedoch nicht mit dem hochprozentigen Melissengeist verwechselt werden. Nehmen Sie bei Bedarf 1 Likörglas nach den Mahlzeiten. Äußerlich kann man Schnittwunden und andere Verletzungen damit behandeln.

▶ Kümmelschnaps

2 Handvoll Samen in 1 Liter Obstschnaps ansetzen. 3 Wochen an einen warmen Ort stellen und dann abseihen. Schon ein kleines Likörglas voll Schnaps hilft bei Magenkrämpfen, Verdauungsstörungen und vor allem bei Blähungen.

▶ Leber-Galle-Elixier

20 g Alantwurzel
20 g Anissamen
20 g Wermut
15 g Tausendgüldenkraut
1 Liter Branntwein

Nach 10 Tagen abfiltern. Nach den Mahlzeiten 1 Teelöffel voll einnehmen.

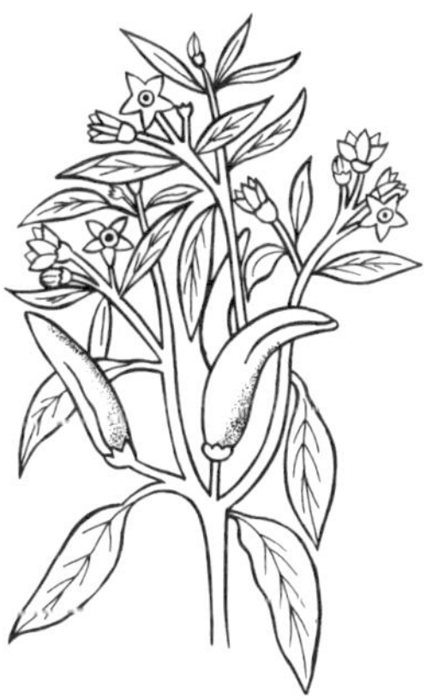

▶ Anregender Chilischnaps

1 Chilischote
1 Prise Salz
0,5 Liter Tequila

Eine Woche an einen warmen Ort stellen, dann abseien. Vorsicht: Der Chilischnaps ist scharf, man kann in daher auch mit Tomatensaft mischen.
Von diesem Schnaps können Sie bei Kreislaufbeschwerden, Müdigkeit, Verdauungsschwäche oder bei sexuellem Desinteresse einen Teelöffel trinken.

Liebstöckelschnaps
5–6 Eßlöffel frische zerkleinerte Wurzeln in 1 Liter Korn ansetzen und nach 14 Tagen abfiltern. Bei Verdauungsproblemen 1 Likörglas davon trinken.

Brennesselschnaps
200 g frische Blüten und Blätter
1 Liter 40prozentiger Obstler oder Ansatzkorn
Nach 4 Wochen abfiltern und kurmäßig über 6 Wochen jeden Tag nach den Mahlzeiten 1 Eßlöffel davon einnehmen. Brennesselschnaps, in kleinen Mengen getrunken, regt den Stoffwechsel an und ist hilfreich bei Erschöpfung und allgemeiner Antriebsschwäche.

Elixier der Aphrodite
50 g Damiana
10 g Veilchenblätter
10 g Ingwerwurzel
1 kleine Zimtstange
0,7 Liter weißer Rum
Nach 14 Tagen abfiltern. Kurmäßig 5 bis 6 Wochen lang vor dem Schlafengehen ein kleines Schnapsglas voll trinken. Damiana durchblutet die Unterleibsorgane und sorgt bei Mann und Frau für eine stärkere Liebeskraft. Frauen nehmen bei Menstruationsbeschwerden 1 Eßlöffel mit Wasser verdünnt ein.

Pfefferminzschnaps
200 g frische Pfefferminzblätter
100 g frische Zitronenmelisse
1 Liter Obstler
Nach 14 Tagen abfiltern. Pfefferminzschnaps wirkt krampflösend und schmerzstillend bei Magen-, Darm- und Menstruationskrämpfen. Er ist auch geeignet zur besseren Fettverdauung und bei Reiseübelkeit. Bei Bedarf 1 Eßlöffel davon einnehmen.

Heidelbeergeist
3 Handvoll Heidelbeeren
0,75 Liter Korn
Nach 3 Wochen abfiltern. 1 kleines Schnapsglas voll getrunken lindert Koliken und erwärmt den Unterleib.

Kräuterliköre

Wer seine Medizin genießen möchte, kann sie in Form eines Likörs zu sich nehmen, zuviel sollte man davon jedoch nicht trinken.
In kleinen Mengen kann ein Kräuterlikör der Gesundheit sehr dienlich sein. Vor allem aber sind selbst hergestellte Liköre attraktive und persönliche Geschenke.

▶ Herz-Likör

1 Handvoll Weißdornbeeren und -blätter
einige Blätter Zitronenmelisse
1 Stange Vanille
250 g brauner Zucker
0,75 Liter Korn

Nach 8 Tagen abfiltern, Zucker oder Honig dazugeben und gut verschließen.
ein- bis zweimal täglich 1 kleines Likörglas voll getrunken stärkt das Herz und den Kreislauf.

▶ Liebestrank

30 g Damiana
10 g unbehandelte Zitronenschale
15 g Kava-Kava-Wurzel
20 g Ginsengwurzel oder -pulver
1 Rosmarinzweig
7 g Zimt
5 g zerstoßenen Koriander
etwas geriebene Muskatnuß
2 Vanilleschoten
300 g Honig
1 Liter Korn

Nach 14 Tagen abfüllen und den Honig dazugeben. Damiana gehort zu den wichtigsten indianischen Heilkräutern. Es besitzt euphorisierende und aphrodisische Wirkstoffe. Damiana fördert die Durchblutung des Unterleibs. Um eine Wirkung zu erzielen, muß man diesen Likör kurmäßig trinken. 4 bis 6 Wochen lang 1 Likörglas täglich.

▶ Nußschalenlikör

25 grüne Nüsse
1 Prise Zimt
250 g brauner Zucker oder Honig
0,75 Liter Korn
Gewürznelken

Die Nüsse halbieren und aufschneiden, einige Gewürznelken nach Geschmack hinzufügen. Nach 8 Tagen abfiltern und den Zucker oder Honig hinzufügen. Ein Eßlöffel voll täglich eingenommen stärkt den Magen.

▶ Anregender Likör

50 g Guaraná
50 g Galanga
3 Messerspitzen Kardamom
1 kleine Zimtstange
0,75 Liter weißer Rum

Nach 14 Tagen abfiltern und 250 g braunen Zucker hinzufügen. Täglich 1 kleines Schnapsglas davon trinken. Dieser Likör wirkt anregend und aufmunternd. Nicht am Abend trinken.

▶ Anislikör

40 g zerstoßene Anissamen
1 g Zimt
500 g brauner Zucker
1 Liter Korn

Nach 5 Wochen abfiltern. 1 Likörglas nach den Hauptmahlzeiten vermindert Blähungen und wirkt verdauungsfördernd.

▶ Verdauungsanregender Gewürzlikör

20 g Fenchel
10 g Anis
10 g Kümmel
10 g Koriander
250 g Honig oder Zucker

Zutaten zerstoßen und in eine Flasche mit 0,75 Liter Korn füllen. Nach 3 Wochen abfiltern und Honig dazugeben. 1 Likörglas davon, nach den Mahlzeiten getrunken, regt die Verdauung an und hilft gegen Blähungen.

Rosenlikör
1/4 Liter Wasser
2 Beutel Hagebuttentee
300 g frische Rosenblätter
300 g Rohrzucker
1 kleine Vanilleschote
getrocknete Orangenschale
1 Liter 40prozentiger Alkohol, zum Beispiel Obstler oder weißer Rum
Hagebuttentee mit 1/4 Liter Wasser kochen und 10 Minuten ziehen lassen. Den Zucker im Tee auflösen und abkühlen lassen, die Rosenblätter hinzufügen, 24 Stunden zugedeckt ziehen lassen und dann abfiltern. Orangenschale, Vanille und Alkohol zugeben und verschlossen eine Woche lang an einem warmen Ort ruhen lassen. Abfiltern und in eine hübsche Flasche füllen. Dieser Likör ist vor allem etwas für Ihr seelisches Wohlbehagen und weniger für die Gesundheit. Gönnen Sie sich nach einem harten Arbeitstag ein kleines Gläschen zur Entspannung. Dieser Likör muß auf jeden Fall im Kühlschrank aufbewahrt werden.

Tinkturen

Eine Tinktur ist ein alkoholischer Auszug aus frischen oder getrockneten Heilkräutern. Tinkturen aus getrockneten Kräutern sind länger haltbar als solche aus frischen Pflanzen. Für den Hausgebrauch können Sie 38prozentigen Doppelkorn oder 40–45prozentigen Obstler oder Wodka verwenden, wenn nichts anderes angegeben ist.
Manche Kräuter benötigen hochprozentigen Alkohol (70–90 Prozent), um die in ihnen enthaltenen Wirkstoffe zu extrahieren. Für den Hausgebrauch kommen Sie jedoch in den meisten Fällen mit dem preiswerten 38–45prozentigen Alkohol aus.
Vorsicht! Menschen, die unter Hepatitis, Fettleber oder Leberzirrhose leiden, dürfen keine Heilmittel einnehmen, die Alkohol enthalten. Greifen Sie in diesem Fall auf Tee, Pulver oder Frischpflanzensäfte zurück.

Heilkräutertropfen

▶ **Grundrezept** (falls nichts anderes angegeben)
Zerstoßen Sie die Pflanzenteile ein wenig mit einem Mörser oder Kartoffelstampfer. Setzen Sie 1 Teil Kraut mit 5 Teilen Korn in einer dunklen Flasche (alte Weinflasche) an. Stellen Sie die gutverschlossene Flasche circa 2 bis 4 Wochen an einen sonnigen und warmen Platz, und schütteln Sie den Inhalt der Flasche jeden Tag wenigstens einmal kräftig durch.
Nach 2 bis 4 Wochen werden die Kräuter gut ausgedrückt und durch ein Tuch, Sieb, einen alten Damenstrumpf oder durch einen Kaffeefilter gegossen, in kleine, dunkle 50–100-ml-Flaschen mit Tropfverschluß (Apotheke) gefüllt und gut verschlossen. Tinkturen sind 2 bis 3 Jahre haltbar, wenn sie an einem kühlen Ort aufbewahrt werden.
Nach meinen Erfahrungen ist es praktischer, wenn Sie nur die halbe Menge verwenden. Tinkturen aus einem Liter Korn sind für eine Einzelperson zuviel. Wenn Sie jedoch andere Familienmitglieder mittherapieren möchten oder die Tinkturen auch für Umschläge verwenden wollen, können Sie die volle Menge nehmen.

▶ **Dosierung für eine Tinktur**
Innerlich: Wenn nichts anderes angegeben, können Sie dreimal täglich 15–30 Tropfen in einem Schnapsglas voll Wasser einnehmen.
Äußerlich: Verdünnen Sie die Tinktur. Auf 4 Teile Wasser nehmen Sie 1 Teil Tinktur.

▶ **Koliktropfen**
1 Handvoll frische Melissenblätter
1 Handvoll Kamillenblüten
1 Handvoll Pfefferminzblätter
2 Eßlöffel Kümmel
1 Liter Korn
Nach 2 Wochen abfiltern. Anwendungsgebiete: Bei Krampfzuständen im Magen-Darmbereich, bei nervösen Erregungszuständen und Übelkeit. Zwei- bis dreimal täglich 15–30 Tropfen einnehmen.

▶ Lebertropfen
20 g Angelikawurzel
20 g Löwenzahnkraut
10 g Kalmuswurzel
5 g Tausendgüldenkraut
0,7 Liter Korn
Nach 7 Tagen abfiltern. Dreimal täglich 15–20 Tropfen einnehmen.
Anwendungsgebiete: bei mangelnder Verdauungskraft, Blähungen und Leberfunktionsstörungen.

▶ Einfache Lebertropfen
1 Teil Angelikawurzel oder Tausendgüldenkraut
5 Teile Alkohol
Nach 3 Wochen abfiltern. Dreimal täglich 10 Tropfen nach den Mahlzeiten einnehmen. Bei mangelnder Verdauungskraft, Blähungen und Leberfunktionsstörungen.

▶ Kreislauftropfen
1 Handvoll kleingeschnittene Rosmarinzweige
1/4 Liter Wodka
Nach 3 Wochen abfiltern.
Anwendungsgebiete: bei allen Unpäßlichkeiten, niedrigem Blutdruck (Hypotonie), Kreislaufbeschwerden und Erschöpfungszuständen. Nicht abends einnehmen. Dreimal täglich 10 Tropfen in etwas Wasser einnehmen.

▶ Herztropfen
30 g Weißdornblüten und -blätter
20 g Rosmarin
20 g Mistelkraut
0,7 Liter Alkohol
Nach 14 Tagen abseihen.
Anwendungsgebiete: bei nachlassender Leistungsfähigkeit des Herzens, Druck und Beklemmungsgefühl in der Herzgegend, koronarer Durchblutungsstörungen und Altersherz.
Dreimal täglich 20 Tropfen.

▶ Einfache Herztropfen

1 Teil Weißdornblüten, -blätter und -früchte
5 Teile Alkohol

Nach 3 Wochen abseihen.

Anwendungsgebiete: siehe Herztropfen; auch bei Kreislaufbeschwerden und Schwindel einsetzbar. Dreimal täglich 20 Tropfen.

▶ Tropfen gegen Depressionen

1 Teil Johanniskraut
5 Teile Alkohol (50%)
5–6 g Vanillepulver

Nach 3 Wochen abfiltern. Täglich 10–20 Tropfen.

▶ Magenbittertropfen mit Wermut

1 Handvoll Wermutblätter
1 Handvoll Enzianwurzeln
1 Handvoll Angelikawurzeln
1 Handvoll Kalmuswurzeln
1 Zimtstange
3 Nelken

So viel Korn oder Obstler dazugeben, daß die Mischung mit Alkohol bedeckt ist. Nach knapp 3 Wochen abfiltern und in kleine Flaschen mit Tropfverschluß füllen.

Anwendungsgebiete: chronische Gastritis, Über- oder Untersäuerung des Magens. Vor den Mahlzeiten 20–30 Tropfen einnehmen.

▶ Magenbittertropfen mit Tausendgüldenkraut

2 Eßlöffel Tausendgüldenkraut
2 Eßlöffel Schafgarbenkraut
1 Eßlöffel Kalmuswurzeln
1 Eßlöffel Angelikawurzeln
1/4 Liter Korn

Nach 4 Wochen abfiltern und in kleine Flaschen füllen. Drei- bis fünfmal täglich 15 Tropfen einnehmen.

Anwendungsgebiete: siehe Magenbittertropfen mit Wermut.

▶ **Magen-Darm-Tropfen**
1 Teil Wermutkraut
5 Teile Doppelkorn
etwas Kümmel und Zimt
Nach 14 Tagen abfiltern.
Anwendungsgebiete: Druck und Völlegefühl, Sodbrennen, Appetitlosigkeit, Blähungen, Fettsucht, Verdauungsstörungen, chronische Verstopfung. Dreimal täglich 10 Tropfen mit Wasser verdünnt einnehmen.

▶ **Knoblauchtropfen**
70 g zerdrückte Knoblauchzehen
200 ml 45prozentiger Alkohol
Täglich mehrmals kräftig schütteln. Nach 14 Tagen auspressen und abfiltern. Dreimal täglich 6–10 Tropfen 1 Stunde vor den Mahlzeiten mit etwas Milch einnehmen.
Anwendungsgebiete: Knoblauchtropfen wirken herzkräftigend, blutreinigend, entzündungshemmend und blutdruckregulierend. Sehr zu empfehlen bei Arteriosklerose und geschädigter Darmflora.
Die Einnahme mit etwas Milch hilft gegen den störenden Knoblauchatem.

▶ **Immuntropfen**
Tropfen zur Steigerung der körpereigenen Abwehr.
Die Kapuzinerkresse gehört zu den natürlichen Antibiotika.
1 Teil Kapuzinerkresse (Blätter)
5 Teile Alkohol (60%)
Nach 14 Tagen abfiltern.
Anwendungsgebiete: zur Steigerung der körpereigenen Abwehr.
Bei Erkrankungen der oberen und unteren Atemwege, Infektionen der ableitenden Harnwege und des Magen-Darm-Systems. Dreimal täglich 20 Tropfen. Nicht länger als 6 Wochen einnehmen.

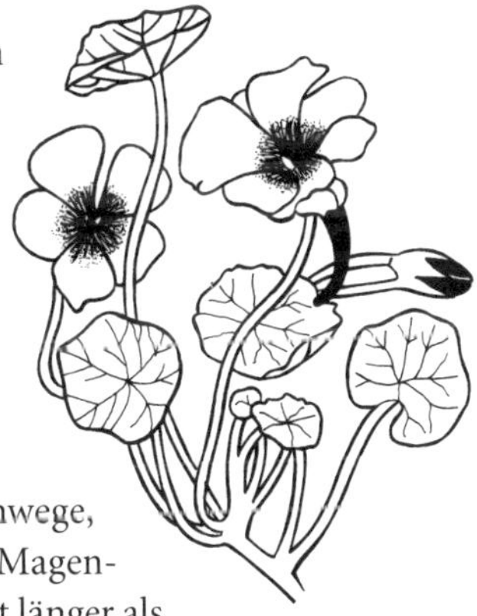

▶ Universaltropfen

Ähnlich wie die Kamille heilt auch die Schafgarbe eine ganze Reihe unterschiedlicher Beschwerden.

1 Teil Schafgarbe
5 Teile Korn

Nach 14 Tagen abfiltern.

Anwendungsgebiete: bei allen entzündlichen Erkrankungen, bei Krämpfen und Koliken, bei Durchblutungsstörungen und Menstruationsbeschwerden, bei Venen- und Hämorrhoidalleiden. Drei- bis viermal täglich 15 Tropfen mit etwas Wasser einnehmen.

▶ Kamillentropfen

1 Teil Kamille
5 Teile Korn

Nach 14 Tagen abfiltern.

Anwendungsgebiete: Entzündungen der Mundhöhle und des Zahnfleisches, Magen-Darm-Katarrhe, Entzündungen der Haut und Schleimhaut, Nasennebenhöhlenentzündungen. Dreimal täglich 15 Tropfen einnehmen.

▶ Tropfen zur Kräftigung der Atemwege

1 Teil Königskerzenblüten und einige Blätter
5 Teile Alkohol

Nach 14 Tagen abfiltern.

Anwendungsgebiete: bei allen Atemwegserkrankungen, Asthma, Heiserkeit, häufig wiederkehrenden Infekten, Erkältungen, Grippe.
Dreimal täglich 20 Tropfen in etwas Wasser einnehmen.

▶ Anti-Infektionstropfen

1 Teil Thymian
5 Teile Alkohol (60%)

Nach 12 Tagen abfiltern.

Anwendungsgebiete: bei Infektionen aller Art, Erkältungen, Grippe, Husten, Asthma, Erkrankungen der Nasennebenhöhlen, Magen-Darm-Katarrhen, Darmparasiten und Darmfäulnis, Blasen- und Nierenentzündungen. Dreimal täglich 10 Tropfen. Nicht in der Schwangerschaft und bei Bluthochdruck einnehmen.

Antischmerztropfen

25 g Arnikablüten
5 g Gewürznelken
5 g Ingwer
5 g Zimt
5 g Anis
1/2 Liter Alkohol (60%)

Nach 10 Tagen abfiltern. Geben Sie bei Bedarf 1 Teelöffel in 1/2 Glas Wasser und trinken diese Mischung schluckweise aus.

Anwendungsgebiete: hilft bei Prellungen, Zerrungen und Verstauchungen. Bei Zahnschmerzen kann der Mund damit gespült werden.

Blutstillende Tropfen

1 Teil Hirtentäschelkraut (blühendes Kraut sammeln, Juni bis August)
5 Teile Korn

Nach 3 Wochen abseihen. Dreimal täglich 15 Tropfen in etwas Wasser einnehmen.

Anwendungsgebiete: Nasenbluten, Hämorrhoidalblutungen, Gebärmutterblutungen nach der Entbindung oder zu starke Regelblutungen. Bei äußeren Blutungen Hirtentäscheltinktur verdünnt als Umschlag auflegen.

Stärkungstropfen

30 g Salbei
20 g Engelwurz
20 g Weißdornblätter
20 g Rosmarin
20 g Pfefferminze
20 g Wermut
20 g Thymian
20 g Ginseng
1 Liter Korn

Alle Zutaten in eine lichtundurchlässige Flasche füllen und nach 14 Tagen abfiltern. Jeden Morgen 25–30 Tropfen in etwas Wasser einnehmen.

Anwendungsgebiete: Diese Tropfen wirken allgemein kräftigend bei Erschöpfungszuständen und bei körperlicher und seelischer Dauerbelastung, regulieren die Verdauungstätigkeit und lindern Darminfektionen.

▶ Hauttropfen

30 g Stiefmütterchenkraut (ganzes Kraut verwenden)
20 g Ackerschachtelhalm
20 g Brennesselkraut
0,7 Liter Korn

Nach 3 Wochen abseihen. Dreimal täglich 10 Tropfen mit etwas Wasser einnehmen.

▶ Beruhigungstropfen

50 g Baldrianwurzeln
30 g Johanniskraut
0,7 Liter Korn

Nach 3 Wochen abseihen. Dreimal täglich 10 Tropfen einnehmen.
Anwendungsgebiete: bei Schlafstörungen, nervöser Unruhe, Spannungszuständen, nervöser Erschöpfung.

▶ Hustentropfen

20 g Thymian
20 g Spitzwegerich
wenn möglich, einige junge Efeusprossen
0,7 Liter 50prozentiger Alkohol

Nach 3 Wochen abseihen. Dreimal täglich 15 Tropfen in etwas Wasser einnehmen. Anwendungsgebiete: Reizhusten, Krampfhusten, Katarrh der oberen Luftwege.

▶ Aromatische Zimttinktur

50 g Johanniskrautblüten
10 g Gewürznelken
10 g Zimt
10 g Ingwer
50 g Anis
0,7 Liter Alkohol

8 Tage ziehen lassen.
Anwendungsgebiete: Kann eingenommen werden bei Verdauungsstörungen und allgemeiner Schwäche, außerdem sind diese Tropfen ein gutes Mittel gegen Zahnschmerzen. Geben Sie bei Zahnschmerzen zur Mundspülung 1 Teelöffel Tinktur in 1 Glas Wasser.

▶ Nierentropfen
1 Handvoll Goldrutenkraut
1 Handvoll Birkenblätter
0,7 Liter Korn
Nach 14 Tagen abfiltern.
Anwendungsgebiete: bei entzündlichen Erkrankungen der Harnwege, Nierengrieß und Nierensteinen.

▶ Kräftigungstropfen für den Mann
1 Teil grüne Walnußschalen werden mit 9 Teilen Alkohol übergossen und 14 Tage an einen warmen Ort gestellt. Drei- bis viermal täglich 3 Tropfen in Wasser einnehmen. Diese Tropfen haben eine positive Wirkung auf die Potenz.

Wurzeltropfen

Nach einer alten Hexenweisheit sollen Wurzeln, die bei Vollmond ausgegraben werden, besonders heilkräftig sein. Nach Möglichkeit sollte man die Wurzeln reinigen, zerkleinern, in Alkohol einlegen und eine ganze Nacht dem Mondlicht aussetzen.

▶ Angelikawurzeltropfen
1 Teil Angelikawurzel
5 Teile Korn
Anwendungsgebiete: bei Leber- und Gallenerkrankungen, Magen- und Zwölffingerdarmgeschwüren, bei Blähungen und Völlegefühl.
Nach 14 Tagen abfiltern. Dreimal täglich 15 Tropfen einnehmen.

▶ Ingwertropfen
1 Teil Ingwer
1 Zimtstange
5 Teile Korn
Nach 3 Wochen abfiltern.
Anwendungsgebiete: zur Anregung der Verdauungssäfte, zur Stärkung des Magens, bei Blähungen und Völlegefühl. Ingwertropfen wirken anregend und kräftigend. 10–20 Tropfen vor dem Essen einnehmen.

▶ Kalmuswurzeltropfen

30 g Kalmuswurzeln
15 g Ingwer
0,7 Liter Alkohol (Korn)

Nach 14 Tagen abfiltern.

Anwendungsgebiete: bei Verdauungsschwäche, Magen- und Zwölffingerdarmgeschwüren, schwacher Gallenfunktion, Magen- und Darmkrämpfen, Kopfschmerzen, Konzentrationsstörungen und zur Stärkung des Nervensystems. Dreimal täglich 15 Tropfen.

▶ Baldrianwurzeltropfen

1 Teil Baldrianwurzeln
5 Teile Alkohol

Nach 14 Tagen abseihen. Dreimal täglich 20 Tropfen, aber nicht länger als 3 bis 4 Wochen einnehmen!

Anwendungsgebiete: Nervosität, Schlafstörungen, nervliche Überlastung, nervöse Herz-, Magen- und Darmbeschwerden, Angst und Unruhe.

▶ Löwenzahnwurzeltropfen

1 Teil Löwenzahnwurzeln
5 Teile Alkohol

Nach 3 Wochen abseihen. Dreimal täglich 15 Tropfen einnehmen. Anwendungsgebiete: regt Galle, Leber und die Bauchspeicheldrüse an, reinigt das Blut, wirkt vitalisierend und kräftigend.

Wurzel im Herbst ausgraben. Verwenden Sie zur Herstellung der Tropfen die getrocknete Wurzel.

▶ Enzianwurzeltropfen

1 Teil Enzianwurzeln
5 Teile Alkohol

Nach 2 Wochen abseihen. Dreimal täglich 20 Tropfen.

Anwendungsgebiete: Enziantropfen regen den Appetit und die Verdauung an und wirken allgemein kräftigend. Nicht bei schweren Magenleiden anwenden. Enzian steht unter Naturschutz!

Tinkturen zum Einreiben

Unsere Haut ist ein durchlässiges Organ. Die Substanzen, mit denen wir uns einreiben, gelangen zum Teil in unseren Körper. Durch Einreibungen mit Tinkturen werden die heilkräftigen Substanzen der Kräuter an die Haut weitergegeben.
Denken Sie daran, Tinkturen werden nicht pur aufgetragen, sondern immer 4:1 verdünnt. Also 1 Teil Tinktur, 4 Teile Wasser.

▶ **Ringelblumentinktur**
2 Handvoll Ringelblumenblüten
1 Liter Korn
Nach 6 Wochen abfiltern und kühl und dunkel aufbewahren.
Diese Tinktur können Sie bei allen Wunden, Geschwüren sowie bei Zerrungen und Verrenkungen des Bewegungsapparates verwenden.

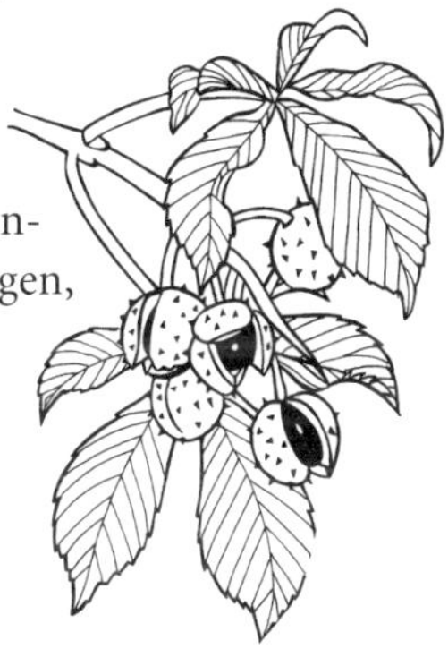

▶ **Kastanienblütentinktur**
2 Handvoll Kastanienblüten in 1/2 Liter 70prozentigem Alkohol ansetzen. Nach 14 Tagen abfiltern. Anzuwenden bei Rheumatismus, Krampfadern, venösen Stauungen, Prellungen und Blutergüssen.

▶ **Rheumatinktur**
100 g zerstampfte Fichtennadeln
60 g zerkleinerte Wacholderbeeren
20 g Arnikablüten
20 g Lavendelblüten
1 Liter Alkohol (70%)
Nach 3 Wochen abfiltern.
Schmerzende Gelenke oder Muskelpartien damit einreiben.

▶ **Schmerzstillende Tinktur**
3 Handvoll Schafgarbenblüten
1/2 Liter Franzbranntwein
etwas Meersalz
Nach 8 Tagen abfiltern.
Anwendungsgebiete: alle rheumatischen Erkrankungen.

▶ Tinktur gegen Krampfadern
Beinwell, Arnika und Spitzwegerich zu gleichen Teilen in Alkohol einlegen. Mit dieser Tinktur können Sie 4 : 1-Umschläge machen.

Kräuteröle

Kräuteröle können Sie als Heilöle, als Massageöle, als Badezusätze oder als gesunde Nahrungsergänzungen verwenden.

Wohltuende Heilöle

▶ Grundrezept
Füllen Sie eine dunkle Flasche zur Hälfte mit frischen oder getrockneten Kräutern, und fügen Sie 0,7 Liter Öl hinzu. Stellen Sie die Flasche 4 Wochen an einen warmen Ort. Am günstigsten ist Sonnenlicht, im Winter können Sie die Heizung oder einen Kachelofen als Wärmequelle verwenden. Füllen Sie die Flasche oder das Glas nach Möglichkeit bis zum Rand mit Öl auf, damit wenig Luft hereinkann, das verhindert frühzeitiges Ranzigwerden. Denken Sie daran, daß Sie die Flasche jeden Tag wenigstens einmal kräftig schütteln. Nach 4 Wochen wird der Inhalt durch ein Sieb gefiltert. Zur besseren Haltbarkeit können Sie noch 20 Tropfen Vitamin E (Kapseln aufschneiden) hinzufügen.

▶ Johanniskrautöl (Rotöl)
Johanniskrautöl ist im Reformhaus unter dem Namen Rotöl zu erhalten. Sie können dieses Öl jedoch sehr einfach selbst herstellen, indem Sie 2 Handvoll nicht ganz geöffnete Johanniskrautblüten und -blätter mit 1 Liter Olivenöl übergießen. Stellen Sie dieses Öl 6 bis 8 Wochen lang an einen warmen Platz, am besten in die Sonne. Beim Rotöl ist das tägliche Schütteln besonders wichtig. Das am Boden befindliche Wasser kann später weggeschüttet werden. Wenn Sie das Öl in eine lichtundurchlässige Flasche füllen, ist es 2 Jahre haltbar.
Zur äußerlichen Behandlung reibt man sich mit Johanniskrautöl ein oder legt ölgetränkte Lappen auf die betroffenen Stellen.
Anwendungsgebiete: bei Blutergüssen, Muskelverletzungen, Stich-, Schnitt- und Schürfwunden, Sonnenbrand, Hexenschuß, Gicht und Rheuma.

Innerlich hilft das Rotöl bei Magenerkrankungen und Koliken. 1–2 Eßlöffel täglich davon einnehmen.

▶ Nelkenöl

Geben Sie 10 Nelken in 60 ml Olivenöl und bringen es auf kleiner Stufe zum Kochen. Nun wird das Nelkenöl mit den Nelken in eine dunkle Flasche gefüllt. Da die Nelken im Öl bleiben, wird das Öl mit der Zeit immer wirkungsvoller. Nelkenöl ist hilfreich bei Mückenstichen und Zahnschmerzen. Befeuchten Sie etwas Watte mit Nelkenöl und legen es auf die schmerzende Stelle.

▶ Dostöl

2 Handvoll Kraut in eine Flasche füllen und 1 Liter Olivenöl hinzufügen. Nach 2 Wochen abfiltern. Bei rheumatischen Beschwerden kann man sich mit Dostöl einreiben oder es als Badezusatz verwenden. Innerlich können Sie täglich 2 Teelöffel gegen Magen- und Darmkrämpfe einnehmen.

▶ Majoranöl

Füllen Sie Majoranblätter in ein Einmachglas, und geben Sie so viel Olivenöl hinzu, daß die Blätter bedeckt sind. Nun wird das Glas gut verschlossen und an einen warmen Ort gestellt. Nach 3 Wochen abfiltern. Dieses Öl hilft bei rheumatischen Beschwerden, steifen Gelenken, bei Krampfadern und verhärteten Drüsen.

▶ Königskerzenöl pur

Dieses Öl ist schnell hergestellt. Füllen Sie ein Einmachglas zu etwa 3/4 mit frischen Königskerzenblüten. Das gutverschlossene Glas wird einen Tag in die Sonne gestellt. Nun bildet sich eine ölige Flüssigkeit am Boden. Pressen Sie die Bluten gut aus, bevor Sie das Öl in kleine Flaschen füllen. Dieses Öl eignet sich hervorragend, um schmerzende Körperstellen oder schwer heilende Wunden einzureiben. Auch bei Rheuma, Gicht und Hämorrhoiden anzuwenden.

▶ Königskerzenöl

30 g Königskerzenblüten und 500 ml Olivenöl bei schwacher Hitze köcheln lassen, bis die Flüssigkeit verdunstet ist. Durch ein grobes Tuch filtern und in eine Flasche füllen. Königskerzenöl ist ein gutes Mittel gegen Rheuma, Gicht und Hämorrhoiden.

▶ Birkenöl
Füllen Sie eine Flasche zur Hälfte mit Birkenblättern, und geben Sie so viel Olivenöl hinzu, bis die Flasche gefüllt ist. Nach 4 Wochen abfiltern. Für Einreibungen bei Rheuma, Gelenkschmerzen und schlaffem Bindegewebe.

▶ Kamillenöl
Füllen Sie eine Flasche zur Hälfte mit Kamillenblüten und geben Sie so viel Olivenöl hinzu, bis die Flasche gefüllt ist. Nach 4 Wochen abseihen. Dieses Öl eignet sich zum Einreiben bei Nervenschmerzen, Rheuma, Gelenkbeschwerden, trockener Haut, Hautausschlägen und schlecht heilenden Wunden.

▶ Kiefernnadelöl
100 g zerstampfte Kiefernnadeln
60 g zerstoßene Wacholderbeeren
1 Liter Olivenöl
6 Wochen an einen warmen Ort stellen und dann abfiltern.
Zum Einreiben bei Erkältungen, Rheuma, Gicht und Neuralgien.

▶ Beifußöl
60 g Beifußblätter und -blüten
0,7 Liter Olivenöl
Nach 4 Wochen abfiltern. Beifußöl ist hilfreich bei Muskelkater und Muskelverspannungen. Bei Menstruationsbeschwerden kann man Bauch und Beine damit einreiben. Beifußöl besitzt wärmende Eigenschaften, darum ist es besonders Frauen zu empfehlen, die schnell frieren und wenig Eigenwärme besitzen. Es ist ein gutes Einreibemittel für kalte Tage, besonders dann, wenn man an Erkältung oder Schnupfen leidet.

Körper- und Massageöle

▶ Einfaches Hautfunktionsöl
100 g Olivenöl
100 g Mandelöl
40 g Weizenkeimöl
Wer möchte, kann noch einige Tropfen ätherische Öle nach seiner Wahl hinzufügen.

▶ **Hautfunktionsöl**
100 g Heilkräuteröl Ihrer Wahl, zum Beispiel Rosmarinöl zur besseren Durchblutung und bei niedrigem Blutdruck, Kamillenöl bei Hauterkrankungen oder Birkenöl bei Zellulite.

▶ **Massageöl**
100 g Mandelöl
Saft einer Zitrone
Mit diesem Öl können Sie sich nach dem Duschen zweimal wöchentlich gründlich einmassieren. (Vor Gebrauch gut schütteln.) Die Durchblutung der Haut sowie der gesamte Stoffwechsel werden durch dieses Öl angeregt.

▶ **Hautöl gegen Akne und Hautunreinheiten**
Erwärmen Sie eine halbe Handvoll frischer Ringelblumen in einer kleinen Tasse Olivenöl 20 Minuten lang über einer Kerze oder besser in einer saubergespülten Duftlampe. Anschließend wird das Öl durch ein Tuch gefiltert und in eine kleine, dunkle Flasche gefüllt. Nach dem Duschen wird die Haut sparsam mit diesem Öl eingerieben.

▶ **Kräuterhaaröl gegen Spliß und trockene Haarspitzen**
1 Eßlöffel frische Klettenwurzeln
1 Eßlöffel Brennesselblätter
1/4 Liter Olivenöl
1 Eßlöffel Weizenkeimöl
Das Olivenöl wird auf circa 70 Grad erwärmt und über die Kräuter gegossen, bis sie ganz mit Öl bedeckt sind. Diese Mischung muß eine Woche lang an einem warmen Ort gut durchziehen. Anschließend wird sie durch ein Tuch gefiltert. Zum Schluß geben Sie erst das Weizenkeimöl hinzu.
Bei Spliß und trockenen Haarspitzen wird dieses Öl vor der Haarwäsche, am besten am Abend vorher, in die Haarspitzen einmassiert.

Zusätze für Ölbäder

Ein Ölbad macht die Haut sanft und geschmeidig, und man erspart sich das Eincremen nach dem Bad. Ölbäder sind ganz besonders für Menschen geeignet, die schnell frieren und unter gelegentlichen Schwächezuständen leiden.

Wenn Sie einen Ölbadzusatz direkt in die Badewanne geben, schwimmen die Öltropfen auf der Wasseroberfläche und verteilen sich nicht gleichmäßig im ganzen Wasser. Besorgen Sie sich deshalb in der Apotheke den Emulgator Tween 80, den Sie zu Ihren Ölbadezusätzen hinzufügen können.
Zur Herstellung der Badeöle suchen Sie sich ein Kräuteröl Ihrer Wahl aus (siehe Rezepte ab Seite 60). Vor dem Baden geben Sie 3 Eßlöffel Kräuteröl und einen knappen Eßlöffel Tween 80 in eine Tasse und verrühren diese Mischung gründlich.
Rosmarinbäder wirken anregend, entzündungshemmend und durchblutungsfördernd. Bei Unruhe und Nervosität sind Baldrian-, Hopfen-, Melisse- und Fichtennadelöl-Bäder zu empfehlen. Wacholder- oder Fichtennadelöl-Bäder helfen bei rheumatischen Beschwerden. Bei einer Erkältung sind Kamillen- oder Fichtennadelöl-Bäder sehr angenehm.

Heilkräutersalben

Aus Heilkräutern lassen sich relativ einfach Salben herstellen. Angenehm ist dabei, daß Sie wissen, was die Salben wirklich enthalten. Und das kann gerade angesichts der immer häufiger auftretenden Fälle von Allergien, die durch Duftstoffe in Körperpflegemitteln ausgelöst wurden, durchaus wichtig sein ...

Salben für die Gesundheit

▶ **Einfaches Grundrezept**
Salben kann man aus Butter, Pflanzenmargarine, Butaris, Schweineschmalz, Wollfett (Lanolin), Erdnußfett oder Vaseline herstellen.
Rezept 1: 250 Gramm Butaris erhitzen, 2 Handvoll Blüten oder Blätter mit dem Mörser zerstoßen und in das Fett geben. Nun wird das Ganze 5 Minuten lang unter ständigem Rühren leicht gebrutzelt. Anschließend wird der Topf vom Herd genommen, zugedeckt und für 1–2 Tage beiseite gestellt. Nach 2 Tagen wird das Fett nochmals erwärmt, durch ein Tuch gefiltert und gut ausgepreßt. Die Salbe wird in kleine Töpfchen gefüllt und in den Kühlschrank gestellt. Zur besseren Haltbarkeit können Sie noch 20 Tropfen Vitamin E oder Teebaumöl hinzufügen.

Rezept 2: Reine Fettsalben, wie sie im oben aufgeführten Grundrezept beschrieben werden, sind für einen schnellen Verbrauch gedacht, da sie nach einiger Zeit ranzig werden. Für eine längere Haltbarkeit ist es ratsam, wenn Sie die Salbe nicht aus frischen Kräutern, sondern aus Kräuteröl und Bienenwachs herstellen. Die Konsistenz der Salbe können Sie selbst bestimmen. Bienenwachs macht die Salbe fest, Öl macht die Salbe streichfähiger.

3 Eßlöffel Lanolin anhydrid (oder Vaseline)
1 Eßlöffel Bienenwachs
40 Gramm selbst hergestelltes Heilpflanzenöl nach Ihrer Wahl (siehe Rezepte Kräuteröle)

Geben Sie Lanolin und Bienenwachs in ein leeres Glas und erwärmen es langsam im Wasserbad. Fügen Sie dann das Heilpflanzenöl hinzu und verrühren das Ganze möglichst gründlich. Im Kühlschrank ist diese Salbe circa 1 Jahr haltbar.

▶ Ringelblumensalbe

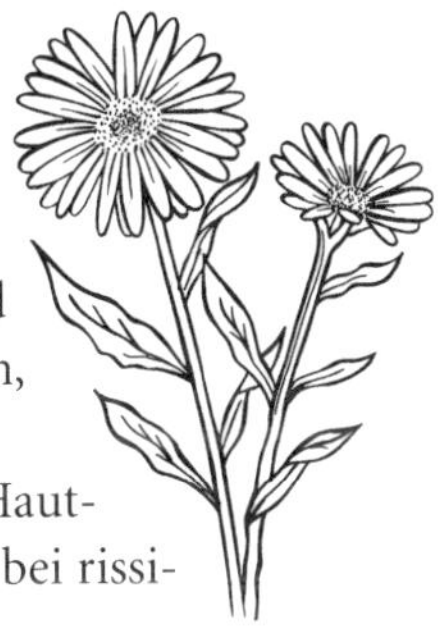

2 Handvoll Blätter, Blüten und Stengel zerkleinern und etwas zerstampfen, 250 g Schweinefett erhitzen, Ringelblumenkraut hinzufügen und 5 Minuten lang unter ständigem Umrühren im Fett brutzeln lassen. Pfanne vom Herd nehmen, zudecken und einen Tag ruhen lassen. Nach 2 Tagen das Fett vorsichtig erwärmen, durch ein Tuch seihen und gut auspressen.

Diese Salbe ist hilfreich bei Quetschungen, Muskelzerrungen, Hautentzündungen, schlecht heilenden Wunden oder Geschwüren, bei rissiger und spröder Haut.

▶ Hauswurzsalbe

2 Handvoll zerkleinerte Hauswurzblätter
250 g Schweinefett

Zubereitung siehe Ringelblumensalbe.

Diese Salbe ist bei Verbrennungen und zur Kropfbehandlung zu empfehlen.

▶ Lebensbaumsalbe

2 Handvoll kleingeschnittene, zerdrückte Zweigspitzen
250 g Butaris

Zubereitung siehe Ringelblumensalbe.

Die Indianer Nordamerikas verwenden noch heute diese Salbe erfolgreich bei Gicht, Rheuma und Warzen.

▶ **Pfefferminzsalbe**

2 Handvoll zerkleinerte Pfefferminzblätter
250 g Butaris

Zubereitung siehe Ringelblumensalbe.

Pfefferminzsalbe hat eine kühle und erfrischende Wirkung. Sie lindert Juckreiz, Rheuma und Sonnenbrand.

▶ **Gänseblümchensalbe**

2 Handvoll zerkleinerte Gänseblümchen
250 g Schweinefett

Zubereitung siehe Ringelblumensalbe.

Hilft bei schlecht heilenden Wunden, Geschwüren oder Ekzemen.

▶ **Schmerzsalbe**

1 Handvoll Ringelblumenblüten
1 Handvoll Gänseblümchen
250 g Butaris

Zubereitung siehe Ringelblumensalbe.

Diese Salbe fördert die Wundheilung und hilft bei diversen Schmerzen, vor allem bei Muskelzerrungen und Verstauchungen.

▶ **Zapfensalbe**

2–3 frische zerkleinerte Kiefern-, Lärchen- oder Fichtenzapfen
100 g Schweinefett

Fett in einem Topf schmelzen und zerkleinerte Zapfen hinzufügen. Bei leichter Hitze 1–2 Stunden auf dem Herd ziehen lassen und dann abfiltern. Gut verschließen und kühl aufbewahren. Diese Salbe hilft bei Rheuma, Gicht und Ischias.

▶ **Fichtenharzbalsam**

50 g Fichtenharz (es kann auch Lärchen-, Kiefern- oder Tannenharz sein)
50 g Distel- oder Olivenöl
5 g Bienenwachs

Kräuter nach Wahl, zum Beispiel Ringelblume oder Rosmarin.

Füllen Sie das Harz in einen Topf und lassen es auf kleiner Stufe flüssig werden. Anschließend fügen Sie unter ständigem Rühren das Öl hinzu. Nun wird diese Mischung für 2 Stunden im Wasserbad oder im Backofen bei circa 70 Grad warm gehalten. Anschließend füllen Sie diese Öl-Harz-Mischung durch

einen alten Nylonstrumpf. Der entstandene Ölauszug wird jetzt erneut im Wasserbad erwärmt. Nun fügen Sie das Bienenwachs hinzu. Nehmen Sie ein wenig von der Masse ab, um zu testen, ob die Konsistenz des Balsams nach Ihren Wünschen ist. Wenn der Balsam zu fest ist, dann fügen Sie noch etwas Öl hinzu, ist er zu flüssig, benötigt er noch etwas Wachs. Anschließend wird der Balsam zum Auskühlen in einen dunklen Topf gefüllt und mit einer Mullbinde für 6 Stunden abgedeckt. Den Topf gut verschließen und an einem kühlen Ort aufbewahren. Fichtenharzbalsam ist circa 2 bis 3 Jahre haltbar.
Der Balsam hilft bei Bronchitis, Erkältungen, Rheuma, Gicht und Ischias.

▶ **Holunderblütensalbe**
2 Handvoll Holunderblüten
250 g Butaris
Wirkt gegen Wunden, Schnittverletzungen, Ausschläge und Sonnenbrand.

▶ **Nasensalbe**
20 g Pfefferminze
10 g Thymian
125 g Schweinefett
Anzuwenden bei Schnupfen und trockener Haut.

Salben für die Schönheit

▶ **Kräuternachtcreme**
10 g Lanolin (1 Kaffeelöffel voll)
5 g Bienenwachs
4 g Athylalkohol
30 g Heilkräuteröl nach Ihrer Wahl werden am besten in Mandelöl angesetzt.
Alle Zutaten werden langsam im Wasserbad geschmolzen und gut verrührt.

▶ **Antifaltencreme**
70 g Zwiebelsaft
70 g Lilienzwiebelsaft aus weißen Lilien
70 g Blütenhonig
35 g weißes Wachs
Alle Zutaten werden im Wasserbad verrührt, eventuell etwas Öl hinzufügen.

▶ **Lippenpomade**
2 g Lanolin anhydrid
2 g Bienenwachs
1 Eßlöffel Mandelöl
1 Eßlöffel Rizinusöl
alte Lippenstiftreste
Alle Zutaten werden im Wasserbad geschmolzen und dann in kleine Döschen oder alte Lippenstifthülsen gefüllt.

▶ **Gesichtswasser aus Kräutern**
20 Salbeiblätter
10 g Kamillenblüten
10 g Johanniskraut
100 ml 90prozentiger Alkohol
500 ml destilliertes Wasser

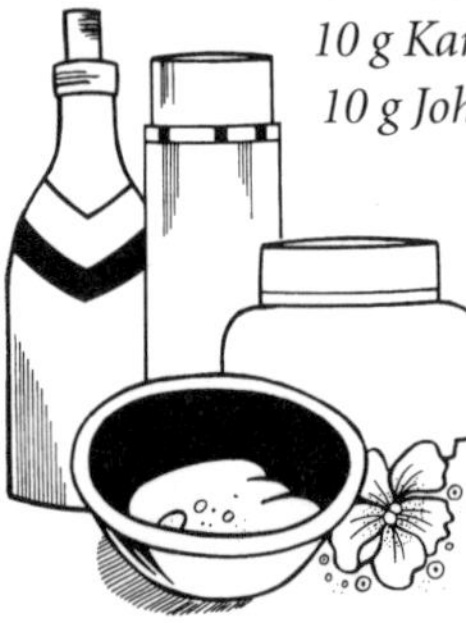

Zerdrücken Sie die Kräuter in einem Porzellangefäß und geben den Alkohol hinzu. Zugedeckt 2 Tage lang durchziehen lassen und dann abfiltern. Ganz zum Schluß fügen Sie das destillierte Wasser hinzu. Das Gesichtswasser muß kühl gelagert werden.

Zäpfchen

Für die Herstellung der Zäpfchen können Sie das Heilsalbenrezept 2 verwenden. Da Zäpfchen in ihrer Konsistenz härter sind, benötigen Sie allerdings doppelt soviel Bienenwachs. Hämorrhoidenzäpfchen wird Roßkastanienöl, Kamillen- oder Johanniskrautöl beigefügt. Bei schmerzhafter Periode können Sie Vaginalzäpfchen aus Rosmarin-, Salbei- und Zitronenmelissenöl herstellen. Bohren Sie in ein längliches Stück Holz zwölf Löcher, die nebeneinander auf einer Linie liegen. Die Löcher sollen ca. 3 Zentimeter tief gebohrt werden und einen Durchmesser von 12 Millimeter haben. Nun wird das Holzstück genau in der Mitte der Löcher sorgfältig durchgeschnitten, so daß zwei Teile entstehen. Mit einem Gummi können Sie die zwei Einzelteile wieder zusammenfügen. Die flüssige Salbe wird nun in die Löcher gegossen. Wenn die Zäpfchen eine feste Konsistenz erlangt haben, werden die Hölzer voneinander getrennt und die Zäpfchen entnommen. Bitte im Kühlschrank aufbewahren!

Heilkräutertees

Wenn ein Heilkräutertee seine volle Wirkung entfalten soll, muß man bei seiner Zubereitung einige Regeln beachten. Unwissenheit, alte Kräuter und falsche Zubereitungen führen dazu, daß schnell behauptet wird, Kräutertees würden nicht helfen.
Die meisten Kräutertees können auch kalt getrunken werden. Sie sollten vor allem dann heiß getrunken werden, wenn sie schleimlösend oder schweißtreibend wirken sollen. Grundsätzlich sollte ein Kräutertee nicht in Metallgefäßen angesetzt werden, besser sind Emailletöpfe, Steingut-, Keramik- oder Porzellangefäße. Wenn nichts anderes angegeben wird, werden frische und getrocknete Pflanzen in gleicher Dosierung verarbeitet.

▶ Aufguß

Der Aufguß ist besonders geeignet für alle zarten Pflanzenteile, wie Blüten, Blätter oder Samen.
Das Kraut wird mit kochendem Wasser übergossen. Wenn nichts anderes angegeben ist, überbrühen Sie 1 Teelöffel Kraut mit 1/4 Liter kochendem Wasser. 10 Minuten zugedeckt ziehen lassen.

▶ Kaltwasserauszug (Mazerat)

Diese Methode ist besonders geeignet für Wurzeln oder schleimhaltige Drogen, wie zum Beispiel Eibischwurzel, Kalmuswurzel, Baldrian, Sennesschoten und -blätter, Tausendgüldenkraut, Mistel und Goldrute.
Die Kräuter werden mit kaltem Wasser übergossen. Am besten setzt man sie abends an und läßt sie über Nacht zugedeckt stehen. Sie können morgens direkt getrunken werden oder portionsweise über den Tag verteilt.

▶ Abkochung (Dekokt)

Diese Methode können Sie hauptsächlich bei Wurzeln, Stengeln oder sehr dicken und fleischigen Kräutern anwenden. Für zarte Pflanzenteile ist die Abkochung nicht geeignet, denn sie schädigt die flüchtigen Wirkstoffe der Heilkräuter. Bei Wurzeln hingegen werden erst durch die Abkochung bestimmte Wirkstoffe frei.
Die zerkleinerten Pflanzenteile werden in kaltem Wasser angesetzt, etwa 20–30 Minuten gekocht und dann durch ein Sieb gefiltert.

▶ Verdauungstee
2 Teile Pfefferminze
1 Teil Wermut oder Beifuß
Vorzugsweise nach den Mahlzeiten trinken.

▶ Tee bei Blähungen
2 Teile Anis
1 Teil Kümmel
1 Teil Wermut oder Beifuß
Anzuwenden bei Blähungen und Völlegefühl. 1 Tasse nach den Mahlzeiten trinken.

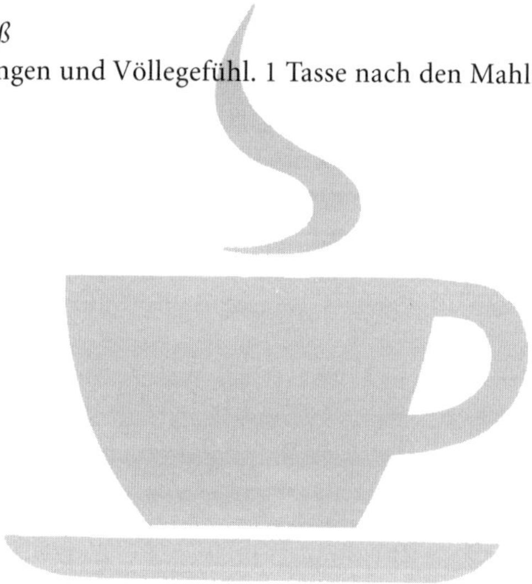

▶ Leber-Galle-Tee
2 Teile Löwenzahn
1 Teil Ringelblume
1 Teil Schafgarbe
Regelmäßig trinken!

▶ Abführtee
50 g Sennesblätter
20 g Anis
20 g Fenchel
20 g Pfefferminze
20 g Löwenzahn
Vor dem Schlafengehen trinken.

▶ Magenstärkender Tee
1 Teil Wermut
1 Teil Arnika
1 Teil Kamille
1 Teil Tausendgüldenkraut
4 Wochen lang zweimal täglich 1 Tasse trinken.

▶ Rheuma- und Arthritistee
30 g Brennesselkraut
30 g Löwenzahn
30 g Zinnkraut

20 g Birkenblätter
20 g Wacholderbeeren
Dreimal täglich 1 Tasse 4 bis 5 Wochen lang trinken.

▶ Herztee
Weißdornblüten und -blätter
Trinken Sie 3 Tassen täglich circa 1/2 Jahr lang zur Kräftigung des Herzens.

▶ Entschlackungstee
30 g Brennesselkraut
30 g Löwenzahn
20 g Birkenblätter
20 g Beifuß
4–6 Wochen lang täglich 3–4 Tassen trinken.

▶ Nieren- und Blasentee
60 g Goldrutenkraut
20 g Birkenblätter
20 g Brennessel
3 Tassen täglich circa 4 Wochen lang trinken.

▶ Kreislauftee
Rosmarin
eine Prise Cayennepfeffer
Trinken Sie morgens und mittags eine Tasse, jedoch nicht am Abend, da dieser Tee sehr anregend wirkt. Trinken Sie Rosmarin nicht über einen längeren Zeitraum, sondern im Wechsel mit Mistel und Weißdornkraut.

▶ Beruhigungstee
30 g Johanniskraut
30 g Hopfen
20 g Melisse
20 g Lavendel
1 Tasse kurz vor dem Schlafengehen trinken oder bei Bedarf auch über den Tag verteilt.

▶ **Schlaftee (Mazerat)**
1 Teil Baldrianwurzel
1 Teil Kava-Kava
Kurz vor dem Schlafengehen und nicht länger als 4 Wochen trinken.

▶ **Husten- und Erkältungstee**
Zu gleichen Teilen Thymian und Lindenblüten oder Holunderblüten und Schafgarbe oder Fenchel, Spitzwegerich und Thymian nehmen.

▶ **Asthmatee**
30 g Thymian
30 g Spitzwegerich
30 g Königskerzenblüten
15 g Eukalyptusblätter
2 Tassen täglich trinken. Stärkt die Atmungsorgane.

▶ **Hauttee**
40 g Stiefmütterchen
20 g Brennessel
20 g Löwenzahn
20 g Ringelblume
15 g Zinnkraut
3 Tassen täglich 4 bis 6 Wochen lang.

▶ **Appetitanregender Tee**
1 Teil Beifuß
1 Teil Minze
1 Teil Schafgarbe
Eine halbe Stunde vor dem Essen trinken.

▶ **Augentee**
40 g Augentrost
40 g Kornblume
40 g Kamille
2 Tassen täglich trinken.

▶ **Frauentee bei Menstruationsbeschwerden**
40 g Gänsefingerkraut
20 g Schafgarbe
30 g Frauenmantel
20 g Beifuß
Bei Bedarf 3–4 Tassen täglich trinken.

▶ **Reinigender Tee bei Krebs**
50 g Ringelblumen
30 g Schafgarbe
10 g Brennessel
Trinken Sie, über den Tag verteilt, möglichst viel von diesem Tee. Besonders bei Krebs ist es wichtig, täglich 2 Liter Flüssigkeit zu trinken, damit die Schlacken und Gifte schneller ausgeschieden werden. Die Ringelblume hat eine krebshemmende Wirkung. Schafgarbe reinigt und entgiftet die Leber, die Brennessel ist stoffwechselanregend, wirkt entwässernd und unterstützt den Körper bei der Entgiftung. Überbrühen Sie einen Teelöffel Kraut mit einem Liter kochendem Wasser (nur eine Minute ziehen lassen).

▶ **Haustee für jeden Tag**
Zu gleichen Teilen Erdbeer-, Brombeer-, Himbeerblätter und Apfelschalen.

▶ **Wärmender Wintertee**
Kiefernnadeln (Schößlinge im Frühjahr sammeln), Apfelschale, Hagebutte, Holunderblüten, Nelke.

Altbewährte Gesundheitsrezepte

Honig, Sirup und Gesundheitsessig sind alte Heilanwendungen, die zu Großmutters Zeiten noch gang und gäbe waren, dann aber in Vergessenheit gerieten. Heute erleben sie eine wahre Renaissance.

Honig und Sirup

Verwenden Sie bei diesen Rezepten statt weißem Zucker Rohrzucker, Honig oder Birnendicksaft. Sirup ist eine wunderbare Beigabe zum Tee, vor allem bei Erkältungen oder Lungen- und Bronchialleiden. Zur Kräftigung des Körpers kann er mit Obst- oder Mineralwasser verdünnt eingenommen werden. Kinder nehmen Medizin lieber mit etwas Sirup ein.

▶ **Fichtensirup**
500 g junge, zerkleinerte Fichtentriebe
250 g Rohrzucker
Zucker und Fichtentriebe werden schichtweise in ein Einmachglas gefüllt, in die Sonne gestellt und nach 4 bis 6 Wochen abgefiltert. In der kalten Jahreszeit können Sie 1–2 Eßlöffel täglich prophylaktisch gegen Erkältungskrankheiten einnehmen. Bei akuten Erkrankungen nimmt man etwas mehr.

▶ **Gänseblümchensirup**
Füllen Sie einen Topf mit Gänseblümchenblüten und -blättern und gießen so viel heißes Wasser darüber, daß die Blumen bedeckt sind. Eine Nacht durchziehen lassen, abseihen und den Saft mit Rohrzucker zu Sirup einkochen. Dieser Sirup regt den Stoffwechsel an, reinigt das Blut und wirkt bei Entzündungen und Verschleimungen der Atemwege. Täglich 1–2 Teelöffel in Tee rühren.

▶ **Wacholderbeersirup**
125 g Wacholderbeeren
0,7 Liter Wasser
Naturhonig
Die Beeren werden in Wasser weichgekocht, zerdrückt und nochmals aufgekocht. Die lauwarme Flüssigkeit wird durch ein Sieb gegossen. Nun rührt man

so viel Honig unter, bis ein dickflüssiger Sirup entsteht. Nehmen Sie bei Husten, Bronchitis, Lungentuberkulose oder infektiösen Lungenleiden dreimal täglich 1 Eßlöffel voll.

▶ Zitronensirup

2 unbehandelte Zitronen
Honig
3–4 Eßlöffel Glyzerin

Die Zitronen werden mit Schale 10 Minuten lang leicht gekocht, dann kleingeschnitten und ausgepreßt oder mit dem Kartoffelstampfer kleingedrückt. Nachdem die Flüssigkeit durch ein feines Sieb gegossen wurde, gibt man das Glyzerin und anschließend so viel Honig dazu, daß ein dickflüssiger Sirup entsteht. Im Kühlschrank aufbewahren und vor dem Gebrauch den Sirup nochmals umrühren. Dieser Sirup ist zu empfehlen bei ständigem Hustenreiz.

▶ Holunderblütensirup

20 Holunderblütendolden
1 Liter Wasser
1 kg Zucker
2 unbehandelte Zitronen
20 g Zitronensäure

Die Dolden werden leicht abgeschüttelt, aber nicht gewaschen, weil sie sonst ihr Aroma verlieren. Wasser mit Zucker aufkochen und abkühlen lassen. Die Dolden mit den kleingeschnittenen Zitronen in ein Glas geben und mit dem Wasser auffüllen. 4 Tage in die Sonne stellen, dann abfiltern und die Zitronensäure dazugeben.

Die Flüssigkeit nochmal erhitzen, in Einmachgläser füllen, fest verschließen und im Backofen bei 80 Grad einwecken. Dieser aromatische Sirup ist eine schmackhafte Beigabe zu jedem Tee, Grog oder jedem anderen Getränk, das man bei Erkältungen trinken kann. Ein Löffel Holunderblütensirup, in heiße Milch eingerührt, sorgt für einen guten Schlaf. Für Kinder zu empfehlen.

▶ Königskerzenhonig

30 g Königskerzenblüten
Honig

Königskerzenblüten in ein dunkles Glas füllen und so viel Honig dazugeben, daß die Blüten bedeckt sind. Nach 6 Wochen abfiltern und in kleine Flaschen oder Gläser füllen. Bei Erkältungen und Husten drei- bis fünfmal täglich 1 Teelöffel Honig einnehmen. Zur Wundbehandlung, bei Ekzemen oder unreiner Haut.

▶ Zwiebelsirup 1

5–6 rote Zwiebeln
10 Eßlöffel Honig

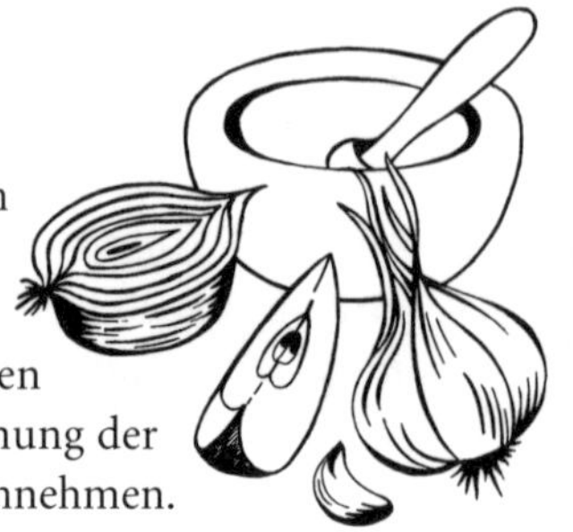

Zwiebeln schälen, zerkleinern und mit Honig in eine Schüssel füllen. Häufig umrühren. Nach 24 Stunden hat sich ein Sirup gebildet, den Sie in eine kleine Flasche umfüllen können. Bei akuten Erkältungskrankheiten, die mit starker Verschleimung der Atemwege einhergehen, stündlich einen Eßlöffel einnehmen.

▶ Zwiebelsirup 2

150 g Birnendicksaft (Reformhaus)
250 g rote Zwiebeln
1/4 Liter Wasser
6 Eßlöffel Honig

Zwiebeln mit der Schale kleinschneiden, mit Wasser und Birnendicksaft zu Sirup einkochen, der durch ein Sieb gefiltert wird. Zum Schluß geben Sie den Honig dazu. Bewahren Sie den Sirup im Kühlschrank auf. Bei Erkältungskrankheiten mehrmals täglich ein kleines Glas davon trinken.

▶ Meerrettichsirup 1

Ein großer schwarzer Rettich wird kleingeraspelt und mit Kandiszucker oder Honig schichtweise in ein Gefäß gefüllt. Nach 3 bis 4 Stunden entsteht ein Sirup, den Sie in eine kleine Flasche füllen können. Bei akuten Erkrankungen sechsmal täglich 1 Eßlöffel voll einnehmen (Kinder 1 Teelöffel). Gutes Mittel bei Erkältungskrankheiten, mildert den Hustenreiz und verflüssigt den Schleim.

▶ Meerrettichsirup 2

200 g Meerrettich
500 g Zucker
10 g Holunderblüten
10 g Lindenblüten
10 g Spitzwegerich
0,7 Liter Weißwein

Geben Sie den geraspelten Meerrettich mit allen Zutaten, bis auf den Zucker, in eine Flasche Weißwein und lassen diese Mischung 2 Tage durchziehen. Danach wird das Ganze abgefiltert, mit dem Zucker aufgekocht und noch heiß in Flaschen gefüllt. Dreimal täglich 1 Likörglas voll mit warmer Flüssigkeit einnehmen. Anwendungsgebiete: siehe Meerrettichsirup 1.

▶ Spitzwegerichsirup

Spitzwegerichblätter werden abwechselnd mit Zucker in ein Glas geschichtet, bis das Glas bis oben gefüllt ist. Wenn am nächsten Tag die Blätter zusammengesunken sind, werden sie erneut aufgefüllt. Nun wird das Glas fest verschlossen und 3 Monate an einen warmen Ort gestellt. Danach wird der Inhalt abgefiltert und gut ausgepreßt. Der entstandene Sirup wird jetzt noch kurz aufgekocht und dann in Flaschen gefüllt.
Spitzwegerichsirup wirkt entzündungshemmend und schleimlösend bei Erkältungen, Husten oder Bronchitiden.

▶ Löwenzahnsirup

2 Handvoll frische Löwenzahnblüten
3 Holunderblüten
500 g Rohrzucker
1 Liter Wasser
Saft einer Zitrone

Die Blüten werden im geschlossenen Topf 30 Minuten lang schwach gekocht, dann abgeseiht und gut ausgepreßt. Nun gibt man die restlichen Zutaten hinzu und kocht das Ganze unter ständigem Rühren zu Sirup ein.
Dieser wohlschmeckende Sirup verbessert den Geschmack von Heilkräutertees und kann ohne weiteres auch in warme Milch gerührt oder über Desserts gegossen werden.

▶ Zitronenmelissensirup

1 Handvoll frische Zitronenmelisse
1 Handvoll frische Pfefferminze
1 Liter Wasser
500 g Rohrzucker
Saft einer Zitrone

Zubereitung siehe Löwenzahnsirup. Dieser Sirup wirkt kräftigend und nervenberuhigend bei Erschöpfungszuständen.

Gesundheitsessig

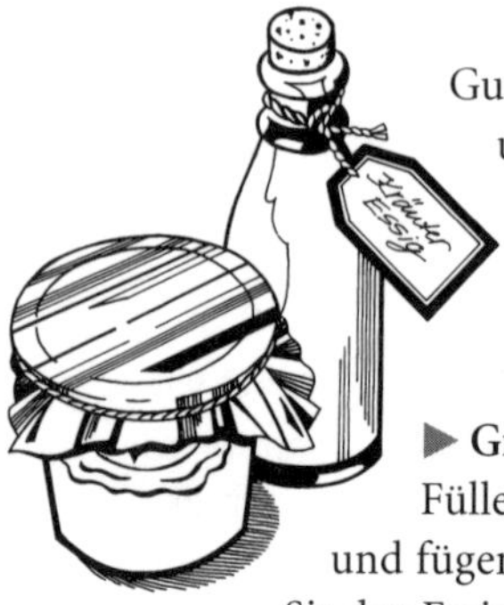

Guter Essig enthält wichtige organische Säuren, Mineralstoffe und Vitamine, doch benötigt er einen bestimmten Zeitraum, um seine volle Reife und Wirkung zu entfalten. Für die folgenden Essigrezepte verwenden Sie am besten einen Obstessig aus dem Reformhaus.

▶ Grundrezept

Füllen Sie eine dunkle Flasche zur Hälfte mit frischen Kräutern, und fügen Sie circa 0,7 Liter Obstessig hinzu. Anschließend stellen Sie den Essig für 3 bis 4 Wochen an einen warmen Ort, am besten in die Sonne. Nach dieser Zeit wird der Essig durch ein Tuch gefiltert.

▶ Selbsthergestellter Essig

größere Mengen getrocknete Brennesseln
Wasser
1 Zimtstange
1/4 Liter Weinessig
einige Apfel- und Zitronenschalen
Kräuter nach Wahl – zum Beispiel Melisse, Salbei, Rosmarin, Wermut oder Fenchel
120 g Schwarzbrot

Füllen Sie einen großen Topf zu 3/4 mit getrockneten Brennesselblättern. Um den Geschmack zu verfeinern, können Sie eine Zimtstange, einige Apfelschalen, Kräuter und etwas Weinessig hinzufügen. Übergießen Sie die Brennesseln mit so viel Wasser, daß der Topf fast ganz gefüllt ist. Nun dichten Sie den Topf mit einer Mullbinde ab und stellen ihn 4 Wochen an einen warmen Platz zum Gären, wobei Sie hin und wieder umrühren sollten.

Nach diesen 4 Wochen legen Sie die Schwarzbrotscheibe zwei Tage lang in Essig ein. Wenn die Schwarzbrotscheibe nach 2 Tagen richtig vollgesogen ist, geben Sie sie für weitere 8 Tage in den Topf mit den Brennesseln. Danach wird sie nochmals 2 Tage in Essig eingelegt und für weitere 8 Tage in den Topf gegeben. Wenn die Gärung beendet ist, können Sie den Essig durch ein Tuch filtern und in Flaschen füllen.

Anwendungsgebiete: Bei Magenbeschwerden 1 Glas Wasser mit 1 Teelöffel Essig vermischen und schluckweise trinken. Auch als Einreibemittel bei

Gicht und Rheuma hat sich dieser Essig bewährt. Wer Umschläge machen möchte, verdünnt 1 Teil Essig mit 4 Teilen Wasser. Kranke und schwache Personen werden zur Stärkung mit dem verdünnten Essig abgewaschen.

▶ **Knoblauchessig**
60 g geriebener Knoblauch
30 g Thymian
Den Knoblauch und den Thymian 10 Tage in 1 Liter Essig ziehen lassen. Dieser Essig eignet sich hervorragend zum Desinfizieren von Wunden und Geschwüren und natürlich auch zum Kochen.

▶ **Desinfizierender und reinigender Essig**
70 g Pfefferminze
60 g Salbei
60 g Rosmarin
15 g zerkleinerte Gewürznelken
15 g Angelikawurzel
1 Liter Weinessig
Nach 14 Tagen abfiltern. Zur Desinfektion von Wunden.

▶ **Wurmfarnessig** (zum Einreiben)
Füllen Sie eine Flasche bis zur Hälfte mit Wurmfarnwurzeln und -kraut und geben Sie dann so viel Weinessig hinzu, bis die Flasche voll ist. Nach 14 Tagen abfiltern. Ein- bis dreimal täglich die schmerzenden Glieder damit einreiben. Bei rheumatischen Beschwerden, Hexenschuß und Muskelschmerzen.

▶ **Meerrettichessig**
1 kleinen Meerrettich raspeln, in eine Flasche füllen und mit 0,7 Liter Weinessig übergießen. Gut verkorken und 14 Tage dunkel aufbewahren. Abfiltern und bei Bedarf schmerzende Muskeln oder Gelenke damit einreiben. Pigmentflecken und Sommersprossen mehrmals täglich damit betupfen.

▶ **Veilchenessig**
1 Handvoll Veilchenblätter oder zerquetschte Wurzeln in 1/2 Liter Essig kochen; in eine Flasche füllen. Veilchenessig ist ein gutes Mittel gegen Gicht. Die schmerzenden Körperstellen werden damit eingerieben. Auch Umschläge können auf die schmerzenden Stellen gelegt werden. (Mit Wasser verdünnen.)

Praktische Kräuterrezepte

Mit Kräutern läßt sich weit mehr machen als Heiltees. Mit den Rezepten in diesem Kapitel kann sich auch der »Teemuffel« ihre Heilkraft zunutze machen.

Kräuterpulver und -kapseln

Kräuterpulver ist ein sehr praktisches Heilmittel. Es läßt sich leicht dosieren und kann überall in kleinen Döschen mitgenommen werden.
Ein halber Teelöffel Pulver hat die Wirkung einer Tasse Kräutertee.
Sie können Kräuterpulver durch Mahlen, Zerstoßen oder Reiben der getrockneten Pflanze herstellen. Sie können das Kraut im Mörser zerstampfen oder in einer alten Kaffeemühle zu Pulver mahlen. Kümmel, Fenchel, Anis und andere Samen lassen sich am besten in der Kaffeemühle zermahlen, mit dem Mörser ist es sehr mühselig. Manche Samen sind sehr hart und lassen sich im Mörser schlecht zerkleinern. Legen Sie in diesem Fall die Samen in eine stabile Plastiktüte, nehmen als Unterlage ein Frühstücksbrett und bearbeiten dann die Samen so lange mit einem breiten Hammer, bis sie zu Pulver geworden sind. Getrocknete Blätter und Blüten können Sie pulverisieren, indem Sie sie durch ein feines Haarsieb reiben.
Füllen Sie das fertige Pulver in gut verschließbare kleine Medizin- oder Cremetöpfchen. Wenn nichts anderes angegeben ist, nehmen Sie bei Bedarf einen halben Teelöffel Pulver mit etwas Wasser oder Tee ein.
Sie können das Pulver auch in Kompott, Joghurt oder in Suppen einrühren. Falls Ihnen ein Kräuterpulver geschmacklich überhaupt nicht zusagt, können Sie in Apotheken leere Gelatinekapseln kaufen und diese mit Pulver füllen.

Pulver für Magen, Darm, Leber und Galle

▶ **Rhabarberwurzel-Pulver** (wird aus der getrockneten Wurzel hergestellt)
Rhabarberpulver stärkt den Magen und ist appetitanregend. Es wirkt bei Verstopfung mild und zuverlässig. Nehmen Sie bei Darmträgheit abends vor dem Schlafengehen einen Teelöffel Pulver mit etwas Wasser ein. Bei Durchfall neh-

men Sie nur 1/4 Teelöffel ein. Bekommen Sie keinen Schreck, wenn Sie die Toilette aufsuchen – der Urin verfärbt sich durch das Pulver orangerot.
Schwangere oder stillende Mütter sollten dieses Mittel nicht einnehmen. Wie alle Abführmittel sollte auch dieses Pulver nicht über einen längeren Zeitraum eingenommen werden. Kurzfristig kann man es jedoch sogar Kindern geben.

▶ **Tausendgüldenkraut-Pulver**
Bei mangelnder Verdauungstätigkeit und Magenschmerzen kann eine Messerspitze voll vor jeder Mahlzeit eingenommen werden. Dieses Pulver regt den Gallenfluß an, fördert den Stuhlgang und beseitigt Blähungen.

▶ **Wermutpulver**
1 Messerspitze voll, zu den Mahlzeiten eingenommen, kräftigt und vermehrt die Körpersäfte, lindert Magen-, Leber- und Gallenbeschwerden. Nicht länger als nötig verwenden.

▶ **Angelikawurzel-Pulver**
Nehmen Sie 1 Messerspitze Pulver zum Essen, wenn Speisen schwer verdaulich sind oder wenn Sie unter Völlegefühl nach dem Essen leiden.

▶ **Fenchelsamen-Pulver**
Fenchelsamen-Pulver ist hilfreich bei Magen- und Darmkrämpfen, Blähungen und Magenschwäche. Nach Bedarf können Sie 1–4 Gramm täglich einnehmen.

▶ **Ingwerpulver**
Regt die Verdauungssäfte an, stärkt den Magen, vermindert Blähungen und wärmt den Körper. 1/2–1 Teelöffel nach dem Essen mit Flüssigkeit einnehmen oder schluckweise während der Mahlzeit trinken.

▶ **Kamillenpulver**
Das Pulver der Kamille kann bei allen Magen- und Darmstörungen eingenommen werden. Es wirkt entzündungswidrig, desinfizierend und krampflösend.
Nehmen Sie zwischen 2 und 7 Gramm täglich davon ein.

▶ Pulver zur Stärkung des Magens

20 g Wacholderbeeren
je 20 g Kümmel und Anis
30 g Milchzucker

Alle Zutaten, bis auf den Milchzucker, in einer alten Kaffeemühle zu Pulver mahlen, Milchzucker hinzufügen und gut mischen.
Vor dem Essen 1/2 Teelöffel voll einnehmen oder kurmäßig anwenden:
1. Woche: dreimal täglich 1 Messerspitze oder nach Bedarf etwas mehr;
2. Woche: zweimal täglich 1 Messerspitze;
3.–4. Woche: einmal täglich 1 Messerspitze.

▶ Beifußpulver

Viermal täglich eine Messerspitze Pulver in etwas Wasser eingenommen ist ein gutes Stärkungsmittel. Es regt die Bildung der Magen- und Gallensäfte an und verbessert die Fettverdauung. Besonders zu empfehlen nach fetten und schwerverdaulichen Speisen. Stellen Sie das Pulver aus dem ganzen Kraut her. Nicht in der Schwangerschaft einnehmen.

▶ Magenpulver

2 Teile Kamillenpulver und 3 Teile Milchzucker

Kamillenpulver mit Milchzucker vermischen und eine Prise Wermutpulver hinzufügen. Bei allen Magen- und Darmstörungen zwei- bis dreimal täglich 1 Teelöffel Pulver in 1 Tasse warmes Wasser einrühren.

▶ Verdauungspulver

Löwenzahnpulver, Kurcuma und gemahlenen Ingwer zu gleichen Teilen mischen. Zwei- bis dreimal täglich 1 Messerspitze einnehmen.

▶ Leberpulver

Das Pulver aus Mariendistelsamen unterstützt und stärkt die Leber und fördert die Regeneration von bereits geschädigten Leberzellen. Einmal täglich 1 Teelöffel Pulver in eine Tasse Kräutertee einrühren.

▶ Kalmuspulver

Bei Beschwerden der Nasennebenhöhlen, bei Kopfschmerzen, Erkältungen oder einfach nur, um einen klaren Kopf zu bekommen, ist es hilfreich, wenn Sie eine Prise Kalmuswurzel-Pulver aufschnupfen.

Pulver zur Kräftigung und Reinigung der Atmungsorgane

▶ Efeupulver
Bei Nasenpolypen oder Nasenwucherungen mehrmals täglich eine Prise des Pulvers aufschnupfen.

▶ Basilikumpulver
Bei chronischem Schnupfen dreimal täglich eine kleine Prise aufschnupfen.

▶ Majoranpulver
Zäher Nasenschleim wird gelöst, wenn Sie täglich dreimal etwas Majoranpulver aufschnupfen.

Pulver bei Hauterkrankungen

▶ Stiefmütterchen-Pulver
Verwenden Sie Pulver aus dem ganzen Kraut. Dieses Pulver hilft bei Akne, Ekzemen, Schuppenflechte, Milchschorf und Neurodermitis. Es regt den Stoffwechsel an und kräftigt durch seinen hohen Rutingehalt die Gefäßwände der Kapillaren. Viermal täglich eine Messerspitze in etwas Wasser einnehmen.

▶ Pulver für eine schöne Haut
40 g Stiefmütterchenkraut
30 g Brennesselkraut
30 g Zinnkraut
20 g Löwenzahn
20 g Ringelblumen
Alle Zutaten zu Pulver zermahlen, mischen und in ein dunkles Gefäß füllen. Dreimal täglich 1/4 Teelöffel in Wasser oder Tee einrühren. Dieses Pulver sollten Sie kurmäßig 5 bis 6 Wochen lang einnehmen.

▶ Ackerschachtelhalm-Pulver
Ackerschachtelhalm stärkt das Gewebe und die Zellwände. Hilfreich bei Bindegewebsschwäche, in Wachstumsphasen, nach Knochenbrüchen, bei Hautunreinheiten, brüchigen Haaren und Fingernägeln. Dreimal täglich 1/2 Teelöffel Pulver in Joghurt oder Tee einrühren.

Pulver bei Rheuma und zur Blutreinigung

▶ Brennesselpulver

Dieses Pulver können Sie zur Reinigung des Körpers bei Rheuma, Verdauungsbeschwerden, unreiner Haut, chronischer Müdigkeit und Eisenmangel einnehmen. Rühren Sie täglich 1–2 Teelöffel Pulver unter das Essen.

▶ Roßkastanienpulver

Kastanien schälen, trocknen lassen und zu Pulver zermahlen. Die Kastanienfrüchte können Sie von September bis Oktober sammeln. Kastanienpulver kräftigt die Venen, lindert Hämorrhoidalbeschwerden und regt den Kreislauf an. Täglich nimmt man zweimal 1 Messerspitze voll.

Blutstillendes Pulver

▶ Hirtentäschelpulver

Bei Nasenbluten eine kleine Prise aufschnupfen. Bei zu starken Monatsblutungen 1/2 Teelöffel in etwas Wasser einnehmen. Hirtentäschel ist fast überall auf Äckern, Wegen und Schuttplätzen zu finden. Pflücken Sie von Juni bis August das blühende Kraut.

Stärkungs- und Anregungsmittel

▶ Rosmarinpulver

Dieses Pulver gehört zu den pflanzlichen Muntermachern, es wirkt herzkräftigend, kreislaufanregend und gefäßstärkend. Ein gutes Mittel zur Anregung des Kreislaufes, bei Erschöpfung und niedrigem Blutdruck. Viermal täglich 1 Messerspitze voll in etwas Wasser einnehmen.

▶ Galangapulver

1–2 Teelöffel Galanga mit heißem Wasser überbrühen und als Tee trinken. Angenehmer schmeckt es, wenn es in Reis oder Joghurt eingerührt wird. (Siehe auch Gewürzheilmittel, Seite 172.)

▶ **Kava-Kava** (Rauschpfeffer)
Bei Einheimischen der Südseeinseln dient Kava-Kava auch heute noch als Schmerzmittel, Stimmungsaufheller oder in hohen Dosen als Rauschmittel.
Die gemahlene Wurzel (circa 3–10 Gramm) wird mit kaltem Wasser 24 Stunden lang angesetzt und dann entweder abgeseiht oder mit dem Pulver getrunken. Die Wirkung ist stärker, wenn das Pulver mitgetrunken wird. Kava-Kava wirkt anregend und angenehm entspannend, stimmungsaufhellend, appetitanregend und leicht aphrodisisch. Kava-Kava ist ein natürliches Beruhigungsmittel, das man nach Streß oder aufregenden Ereignissen einsetzen kann. Es ist eine gute Alternative zu den suchtbildenden Schlaftabletten. Wie alle Heilkräuter sollte auch Kava-Kava nicht über einen längeren Zeitraum eingenommen werden.

▶ **Kolanuß** (gemahlen)
Kolanuß wirkt anregend, leicht appetithemmend und erhöht die körperliche Leistungsfähigkeit. Bei Nebenhöhlenbeschwerden kann man morgens und mittags 1/4 Teelöffel Kolanußpulver mit warmem Wasser und Honig trinken, dadurch lösen sich Stauungen und Verschleimungen.
Kola enthält genau wie Kaffee Koffein, ist jedoch unschädlicher, da die krebserzeugenden Röststoffe des Kaffees nicht enthalten sind.
Kolanuß ist preisgünstiger als Guarana. Von ständigem Gebrauch ist jedoch abzuraten.
Dosierung: Beginnen Sie mit einem Teelöffel und versuchen dann, die richtige Menge für sich selbst herauszufinden.

▶ **Guaranapulver**
Guarana wird aus den Samen einer brasilianischen Lianenart hergestellt. In der indianischen Heilkunde wird Guarana sowohl als Genußmittel als auch als Heilmittel eingesetzt, vor allem bei Durchfall, Kopfschmerzen, Menstruationsbeschwerden und Blasenleiden. Aber auch als Mittel, um Körper und Geist zu stärken, als Aphrodisiakum, als Stimmungsaufheller und als Mittel, um den Hunger zu unterdrücken, wird Guarana verwendet. Die Wirkstoffe in Guarana erweitern die Herzkranzgefäße und erhöhen die Adrenalinausschüttung im Körper.
Guarana enthält ebenfalls Koffein. Es macht hellwach und steigert die Konzentrationsfähigkeit. Es enthält 4 bis 8 Prozent mehr Koffein als Kaffee. Die schädliche Wirkung der in Kaffee enthaltenen Röststoffe fällt hier weg. Guarana ist

besonders geeignet für Menschen, die lange wach und leistungsfähig bleiben müssen. Die Nebenwirkungen sind allerdings ähnlich wie die von Kaffee. Der Dauergebrauch führt zu Nervosität, Schlafstörungen und Herz-Kreislauf-Beschwerden. Es ist ratsam, die Dosis langsam zu steigern und sein persönliches Maß herauszufinden. Wenn Sie Guarana noch nie eingenommen haben, beginnen Sie mit einem knappen Teelöffel.

▶ **Bockshornkleesamen-Pulver**

Dieses kräftigende Nervenpulver können Sie bei körperlicher und nervlicher Schwäche einnehmen. Es wirkt appetitanregend, stärkt die Leber und regt den Stoffwechsel an.

Bei allen Knochenerkrankungen dreimal täglich 1 gehäuften Teelöffel in Wasser einnehmen. Bei allen anderen Beschwerden drei- bis viermal täglich 1/2 Teelöffel unter das Essen rühren. Wenn Sie Pulver mit Honig und Butter verrühren, haben Sie ein ausgezeichnetes Kräftigungsmittel. Bockshornklee-Pulver ist besonders zu empfehlen für Menschen, die durch eine auszehrende Krankheit viel Gewicht verloren haben. Das Pulver sollte jedoch nicht in der Schwangerschaft angewendet werden.

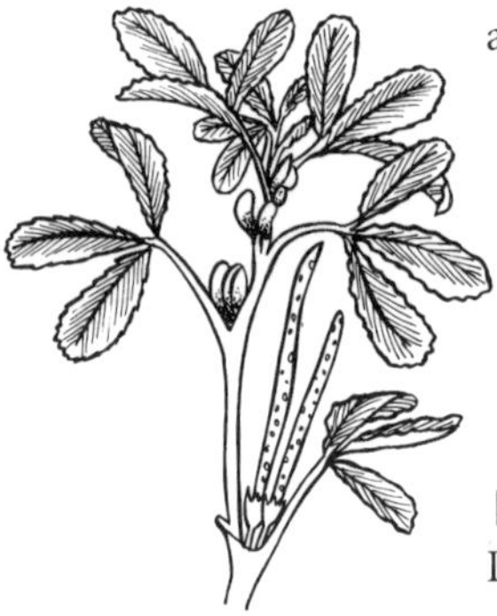

Äußerlich kann man das Pulver mit Wasser zu einem Brei verrühren und bei offenen Beinen, Furunkeln und kleineren Wunden auftragen. Dieser Brei wirkt entzündungshemmend, heilt und reinigt die Wunden.

▶ **Kalmuspulver** wirkt ebenfalls anregend (siehe Magen-Darm-Pulver).

Nicht jeder findet es angenehm, Kräuterpulver einzunehmen, weil manche Kräuter bitter oder unangenehm schmecken. Wenn Sie selbst Kräuterkapseln herstellen möchten, dann besorgen Sie sich Gelatinekapseln in der Apotheke und füllen sie mit dem Kräuterpulver. Im folgenden finden Sie einige Beispiele:

▶ **Stärkungskapseln**

2 Teile Ginsengpulver, 1 Teil Guarana oder Kolanuß, 1 Teil Ingwerpulver. Mischen Sie das Pulver sorgfältig und füllen es in die Gelatinekapseln. Die Kapseln wirken aufmunternd, deshalb sollte man sie nicht spätnachmmittags oder abends einnehmen.

▶ **Magen- und Darmkapseln**
Wermut-, Kamille- und Tausendgüldenkraut-Pulver zu gleichen Teilen mischen.

▶ **Kapseln bei Verdauungsstörungen**
Wermut-, Fenchel-, Ingwer- und Löwenzahnpulver zu gleichen Teilen mischen.

▶ **Leber-Galle-Kapseln**
Pulver aus Löwenzahn, Mariendistelsamen und Schafgarbe zu gleichen Teilen mischen.

▶ **Hautkapseln**
2 Teile Stiefmütterchen, 1 Teil Brennessel-, Löwenzahn- und Zinnkrautpulver mischen.

▶ **Nierenstärkende Kapseln**
Pulver aus Goldrute, Brennessel und Birke zu gleichen Teilen mischen.

Kräuterkissen

Kräuterkissen sind nicht nur angenehme Schlafbegleiter und Seelentröster, sie helfen auch bei Bauchschmerzen, Ohrenschmerzen, Erkältungen, Kopfschmerzen, Schlafstörungen und Verspannungen.
Die Körperwärme sorgt dafür, daß die angenehmen Düfte während des Schlafens eingeatmet werden.
Kräuterkissen sind sehr hübsche und persönliche Geschenke, über die sich auch Kinder und ältere Leute freuen. Hübsche bunte Kissen können Sie leicht selbst nähen nach Größen Ihrer Wahl. Zu groß sollten die Kissen allerdings nicht sein, weil Sie sonst zu viele Kräuter benötigen. Verwenden Sie für die Kissenbezüge natürliche Materialien. Ein Schlafkissen kann die Farbe Dunkelblau oder Violett haben, ein Kissen zur Beruhigung und Harmonisierung kann aus grünem Stoff angefertigt werden, für schwermütige Menschen kann das Kräuterkissen in Gelb oder Orange hergestellt werden. Wenn Sie keine Nähmaschine zur Hand haben, um kleine Kräuterkissen zu nähen, können Sie auch dünne Waschlappen verwenden und die offene Seite mit der Hand zunähen.

Füllen Sie die Kissen mit Kräutern Ihrer Wahl. Wer möchte, kann noch ein Drittel Dinkelspelzen hinzufügen. Das Kissen behält ein Jahr lang seine Wirksamkeit. Am schnellsten wirken die Kissen, wenn sie warm aufgelegt werden. Gelegentlich wird empfohlen, verschiedene Edelsteine mit in die Kissen einzunähen. Wenn Sie jedoch ein Kissen über Nacht mit ins Bett nehmen möchten, würde ich davon abraten, weil es zu Schlafstörungen führen kann.

▶ **Kamillenkissen**
Hilfreich bei Zahn-, Ohren- oder Kopfschmerzen, bei Schlafstörungen und Nervosität.

▶ **Dost-Kräuterkissen**
Fügen Sie zum Dostkraut noch ein wenig Kamille oder Salbei hinzu.
Bei Krämpfen, Zahn-, Ohren- oder Halsschmerzen kann es warm aufgelegt werden.

▶ **Wurmfarnwedel-Kissen**
Dieses Kissen ist ein idealer Schlafbegleiter bei allen rheumatischen Beschwerden sowie bei Ischias, Migräne und Kopfschmerzen. Wenn Sie häufig unter diesen Beschwerden leiden, füllen Sie ein großes Baumwoll- oder Leinenkissen mit getrockneten Farnwedeln und schlafen für einige Wochen auf diesem Kissen.

▶ **Blumenkissen**
Das ganze Jahr über können Sie verschiedene Blüten sammeln und trocknen, so daß Sie im Herbst ein Kissen mit Frühlings-, Sommer- und Herbstblumen füllen können.
Wenn Blütenkissen auf den Bauch gelegt werden, lösen sie seelische Spannungen, Blockaden und gestaute Gefühle, die im Bauchraum festsitzen.

▶ **Fichtenkissen**
Füllen Sie junge Nadeln und Triebe von Tannen und Fichten in ein Kissen. Ein Nadelkissen wirkt beruhigend, schlaffördernd und nervenstabilisierend.

▶ **Ohrenkissen**
2 kleine Kissen werden mit Kamillenblüten gefüllt, auf der Heizung erwärmt, auf die schmerzenden Ohren gelegt und mit einer Wollmütze befestigt.

Schlafkissen

Wählen Sie einen blauen oder violetten Bezug für ein Schlafkissen, weil diese Farben eine beruhigende Wirkung ausstrahlen. Das Kissen können Sie mit Lavendel, Baldrianwurzeln und Hopfen füllen. Wichtig ist, daß Sie den Geruch, den das Kissen verströmt, auch mögen.
Wenn Ihnen der Duft von Lavendel oder Baldrian nicht zusagt, nehmen Sie statt dessen Orangenblüten.

Hopfenkissen

Ein Hopfenkissen sorgt für einen erholsamen Schlaf. Geben Sie 500 g Hopfen auf eine Kissenfüllung.

Kinderkräuterkissen

Nehmen Sie einen kleinen Kissenbezug mit einem hübschen Muster und füllen das Kissen mit Melisse, Kamille, Lavendel, Baldrian, Hopfen, Tannennadeln, Flieder und Rosenblüten. Ein duftendes Schlafkissen ist für Kinder ein ganz besonderer Schlafbegleiter. Durch die Körperwärme steigen die duftenden Aromen der Kräuter hoch, beruhigen Ihr Kind und fördern die Schlafbereitschaft.

Roßkastanienkissen

Die gut getrockneten Kastanien helfen bei rheumatischen Beschwerden, Krampfadern, Kopfschmerzen, Durchblutungsstörungen und Erschöpfungszuständen. Das Kissen wird auf oder unter die schmerzenden Gelenke gelegt.
Von den Kastanienfrüchten wurde früher behauptet, daß sie schädigende Erdstrahlen neutralisieren können. Legen Sie 3 kleine Körbchen mit jeweils 10 bis 20 Kastanien so unter Ihr Bett, daß Brust, Kopf und Bauch beim Schlafen darüber liegen. Sie können die Kastanien auch auf eine Schnur reihen und unter das Bett hängen.

Kirschkernkissen

Kirschkernkissen sind eine wunderbare Alternative zu elektrischen Heizkissen. Sie sind auch unter dem Namen »trockene Wärmflasche« bekannt. Die getrockneten Kirschkerne werden in ein Kissen gefüllt. Bei Bedarf erwärmt man das Kissen auf der Heizung oder im Backofen. Die Wärme wird lange gespeichert und strahlt gleichmäßig, natürlich und angenehm ab. Diese Kissen sind besonders für ältere Leute und kleine Kinder geeignet.

Kirschkernkissen können auch als Kältekompresse verwendet werden. Legen Sie in diesem Fall das Kissen einfach in den Kühlschrank oder ins Gefrierfach. Kältekompressen sind hilfreich bei Schwellungen, leichten Verbrennungen und bei Kopfschmerzen.

▶ Hirsekissen

Bei Augenbeschwerden können Sie zwei kleine oder ein größeres Hirsekissen auf die Augen legen. Ein solches Kissen entspannt die Augen und beruhigt Nerven und Geist.

▶ Feuchtwarme Kräuterkissen

Kleine Kissen, mit Kamillenblüten gefüllt, werden kurz vor der Anwendung in heißes Wasser getaucht und möglichst heiß aufgelegt.
Kamillenkissen helfen gegen Furunkel, Hämorrhoiden, Bauchschmerzen und Geschwüre. Dostkissen wirken gegen Hauterkrankungen. Bei müden und überanstrengten Augen können Sie ein feuchtes Pfefferminzkissen auflegen.

▶ Badekissen

Badekissen können wie Kräuerkissen hergestellt werden. Ich persönlich finde es einfacher, wenn man einen Waschlappen mit Kräutern füllt, ihn oben zubindet, mit kochendem Wasser überbrüht und dann ins Badewasser legt. Rosmarin- und Lavendelkissen wirken anregend, vor allem bei niedrigem Blutdruck, Durchblutungsstörungen oder Erschöpfungszuständen. Ein Säckchen mit Dost hilft gegen Hautkrankheiten. Bei Schlafstörungen, Unruhe und Nervosität sind die Kräuter Baldrian, Hopfen, Melisse und Fichtennadel zu empfehlen. Bei Erkältungen Eukalyptus, Fichtennadel und Kamille. Bei Verrenkungen und Quetschungen können Sie ein Arnikakissen ins Badewasser legen. Heublumen regen den Stoffwechsel an und helfen Schlacken abzubauen.

▶ Heublumenkissen

Fertige Heublumenkissen sind in der Apotheke erhältlich. Wer es selbst herstellen möchte, füllt 2 Pfund frisches Wiesenheu mit Blüten in ein Säckchen, setzt es in kaltem Wasser an, läßt es 20 Minuten kochen und gibt es anschließend in ein Vollbad. Ein Heublumensack kann auch 20–60 Minuten auf erkrankte Körperstellen gelegt werden. Die feuchte Wärme wirkt beson-

ders intensiv und zuverlässig. Der Heublumensack wird heiß angefeuchtet, auf 50 Grad abgekühlt, ausgepreßt und dann aufgelegt.
Anwendungsgebiete: Gelenkentzündungen, Rheuma, Blasen- und Nierenerkrankungen, Leberstörungen, Koliken und Menstruationsbeschwerden.

Kräuterpreßsaft

Kräuterpreßsaft wird von den wenigsten Leuten heute noch selbst hergestellt, weil es einige Mühe erfordert, den Saft täglich frisch herzustellen. Wer sich dennoch die Mühe machen möchte, tut etwas wirklich Gutes für seine Gesundheit.
Um Kräuterpreßsaft herzustellen, benötigen Sie eine Obstpresse, einen Weizengrasentsafter oder einen elektrischen Entsafter. Die Wurzeln und Beeren lassen sich sehr leicht entsaften. Die frischen Blüten und Blätter werden kurz in Wasser getaucht und dann ausgepreßt. Dreimal täglich vor den Mahlzeiten wird 1 Eßlöffel Saft mit Tee oder Wasser eingenommen.

- Weißdornsaft wird aus Blüten, Blättern oder Beeren gepreßt – zur Gesunderhaltung und Kräftigung des Herzens.
- Brennesselsaft – zur Blutreinigung, zur Entwässerung und Entschlackung
- Kartoffelsaft – zur Stärkung des Magens und bei Sodbrennen
- Spitzwegerichsaft – wirkt entzündungshemmend, bei Katarrhen der Luftwege.
- Johanniskrautsaft – wird aus dem blühenden Kraut hergestellt. Stärkt die nervliche Leistungskraft, hilfreich bei Erschöpfungszuständen und Depressionen.
- Löwenzahn – zur Kräftigung der Leber und Galle. Regt die Harnausscheidung an.
- Birkensaft – zur Blutreinigung, zur Kräftigung der Nieren und zur Entwässerung
- Bärlauch – hilft, die Blutfette zu regulieren, regt die Durchblutung an und wirkt gegen Arteriosklerose.
- Schafgarbe – beruhigt und entkrampft die Gebärmuttermuskulatur. Hilfreich bei schmerzhaften Regelblutungen.
- Salbei – reguliert die Tätigkeit der Schweißdrüsen und fördert die Verdauung. Bei Nachtschweiß oder Schweißausbrüchen im Klimakterium.

Kräutertabak

Nicht nur Tabak kann geraucht werden, viele Heilkräuter geben einen angenehmen, nikotinfreien und wohltuenden Tabakersatz ab. Die Kräuter werden im frischen Zustand wie Tabak kleingeschnitten, getrocknet und dann in der Pfeife geraucht oder als Zigarette gedreht. Kräuter lassen sich auch sehr gut in einer Wasserpfeife rauchen.
Wer das Rauchen nicht aufgeben möchte, aber die schädlichen Nebenwirkungen des Nikotins befürchtet, kann spezielle Tabakpflanzen züchten, die kein Nikotin enthalten, aber in ihrer Wirkung dem Tabak sehr ähnlich sind. Die Tabakpflanze trägt den Namen Nicotiana Glauca. Ihre Samen sind über den Pflanzen- und Samenversand erhältlich (siehe Anhang).
Hier noch ein weiteres Rezept: Getrockneter Waldmeister und Huflattich werden zu gleichen Teilen gemischt, kleingeschnitten und getrocknet. Dieser Kräutertabak hat eine kräftigende Wirkung auf Brust und Lunge und ist ebenfalls ein guter Tabakersatz.

Kräutertabak bei Asthma

▶ Rezept 1 (**milde Wirkung**):
Pfefferminze, Waldmeister und Huflattich werden zu gleichen Teilen gemischt, kleingeschnitten und getrocknet. Nach dem Trocknen können Sie für ein besseres Aroma noch einen Tropfen Fichtenöl und Thymianöl hinzufügen.

▶ Rezept 2 (**starke Wirkung**):
1 getrocknetes Stechapfelblatt und circa 8 g Salbei mischen und bei akuten asthmatischen Beschwerden in der Pfeife rauchen.

Kräutertabak für die Psyche

Wenn Hopfendolden geraucht werden, führt das zu einer angenehmen Entspannung und Beruhigung. Wermut hingegen wirkt sehr einschläfernd, fast schon narkotisch, und sollte nur bei großer Nervosität und Unruhe geraucht werden.

▶ Kräuter mit stimmungsaufhellender Wirkung
Die Blätter der Passionsblume werden getrocknet, kleingeschnitten und dann wie Tabak geraucht.

▶ Kräuter mit aphrodisischer Wirkung
Damiana ist ein indianisches Aphrodisiakum. Es kann einzeln geraucht oder mit folgenden Kräutern vermischt werden: Brennessel, Stachelmohn, Wermut, Salbei, Stechapfel oder Passionsblumenkraut. Sie können ein wenig experimentieren, um die Mischung und Dosierung für sich persönlich herauszufinden. Wenn Sie Stechapfelblüten oder -blätter hinzufügen, gehen Sie sparsam damit um. Am besten hat sich eine Mischung aus Damiana, Stachelmohn, Passionsblumenkraut und Stechapfelkraut bewährt.

▶ Schnupftabak
Getrocknete Angelikawurzel und Schlüsselblumenwurzel pulverisieren und ein wenig davon aufschnupfen.

Räuchermittel

Die alte Tradition des Räucherns findet in der heutigen Zeit immer mehr Anhänger, weil Räuchern nicht nur beruhigend und harmonisierend wirkt, sondern gleichzeitig auch die Luft und die Atmosphäre reinigt und desinfiziert. Räucherungen kann man anwenden, um Krankenzimmer und Häuser zu desinfizieren, aber auch, um Räume energetisch von dunklen Stimmungen und Energien zu befreien. Während eines Sommerspaziergangs können Sie eine ganze Reihe Zutaten für Ihre Räucherungen sammeln. Sie werden staunen, was Sie alles zum Räuchern verwenden können.

▶ Hier einige Vorschläge: Beifuß; Buchsbaum; Eisenkraut; Föhre; Fliederblüten und -holz; Galantwurzel; Holunderblüten, -blätter, -rinde und -holz; Jasmin; Kalmuswurzel; Kastanienblüten, -blätter und -holz; Knoblauchblätter; Lavendel; Lebensbaum; Lorbeer; Minze; Mistel; Nelke; Rosenblüten; Schwarzdorn; Schlehdornzweige und -spitzen; Selleriesamen; Salbei; Veilchenwurzel; Wermut; Weihrauch; Walnußblätter; Wacholderzweige und -beeren; Zimtrinde; Tannen-, Fichten-, Kiefern- und Lärchennadeln; außerdem alle Harze von Nadelbäumen.

Wie wird geräuchert?
In ein Räuchergefäß wird etwas Holzkohle gelegt und angezündet. Anschließend streut man die Räuchermischung auf die glühende Holzkohle. Wer möchte, kann das Räucherwerk nach Belieben mit ätherischen Ölen verfeinern oder verstärken.
Einige Beispiele: Junge Wacholderzweige, -nadeln und -beeren eignen sich gut zum Ausräuchern von Krankenzimmern und zum Schutz vor ansteckenden Krankheiten. Auch das Kauen von Wacholderbeeren schützt vor Ansteckung.

▶ Buchsbaum
Der Geruch von Buchsbaum ist angenehm erdig. Er eignet sich besonders für Menschen, die sich häufig in Tagträume flüchten und zu wenig Realitätsbewußtsein besitzen. Der Geruch von Buchsbaum ist außerdem gut bei Erkrankungen der Nase und der Nasennebenhöhlen.

▶ Holunder
Holunderräucherungen aus Holz, Rinde, Blättern oder Blüten dienten früher zur Kontaktaufnahme mit dem Reich der Feen, Elfen und Gnome.

▶ Lavendel
Er besitzt eine stark reinigende und keimtötende Wirkung und vertreibt außerdem Insekten.
Reinigungsräuchermischung: Salbei, Beifuß, Nelke, Lavendel, Weihrauch, Fichte und Knoblauchblätter.

▶ Lärche
Wirkt lösend und entspannend bei Husten, Schnupfen und bei Erkrankungen der Nasennebenhöhlen.

Wenn Sie sich ein wenig mit dem Räuchern beschäftigen, werden Sie schnell herausfinden, welche Kräuter Sie als besonders angenehm und wohltuend empfinden. Auf diese Weise werden Sie sich mit der Zeit Ihre ganz persönlichen Räucherkompositionen zusammenstellen können.

Besondere Rezepturen

▶ **Schnell heilendes Wundmittel**
5 Tropfen Lebertran (aus Lebertrankapseln)
5 Tropfen Propolis
1 Teelöffel Honig
Auftragen und am besten über Nacht einwirken lassen.

▶ **Lebermittel** (nach Hildegard von Bingen)
»Zerstoße Edelkastanienkerne, lege sie zu Honig und esse diesen Brei. Deine Leber wird geheilt.«

▶ **Kräftigungsmittel 1**
10 ml Propolistinktur
20 g Gelee Royale
200 g Honig
50 g Bierhefe
50 g Weizenkeime
Zutaten mischen und kühl aufbewahren; dreimal täglich einen Teelöffel vor den Mahlzeiten einnehmen.

▶ **Kräftigungsmittel 2**
1 Eßlöffel Lecithin
1 Eßlöffel Honig
1 Eßlöffel Bierhefe
2 Eßlöffel Proteinpulver
1 Glas Obstsaft nach Wahl
Alle Zutaten in einen Mixer geben. Zum Frühstück getrunken, gibt dieser Powerdrink Kraft für den ganzen Tag.

▶ **Anregungsmittel** (statt Kaffee)
15 g Guarana
15 g Ginsengpulver
200 ml Weizengrassaft
Morgens oder am frühen Nachmittag trinken, da es für Stunden sehr anregend wirkt. Je nach Bedarf die Dosis Guarana eventuell verringern oder erhöhen.

Gesundes Abführmittel

Wenn Sie Schwierigkeiten mit der Verdauung haben, trinken Sie jeden Morgen ein Glas frisch ausgepreßten Orangensaft auf nüchternen Magen. Vergessen Sie nicht, tagsüber genug Wasser oder Kräutertee zu trinken, denn für eine gesunde Verdauung benötigt der Körper ausreichend Flüssigkeit. Zusätzlich können Sie folgendes wirkungsvolles und harmloses Rezept ausprobieren:
10 Feigen kleinschneiden und über Nacht in etwas Wasser einweichen. Am nächsten Morgen fügen Sie 2 Eßlöffel Leinöl, 2 Eßlöffel Honig und 2 Eßlöffel Leinsamen hinzu. Alle Zutaten werden verrührt. Bewahren Sie diese Mischung im Kühlschrank auf, sie reicht für mehrere Tage. Morgens vor dem Frühstück nehmen Sie einen Eßlöffel davon ein und abends vor dem Schlafengehen nochmals.

▶ Gripperezept

Bei den ersten Anzeichen einer Erkältung oder Grippe nehmen Sie 1 Glas Rotwein oder Hagebuttentee und bringen es mit 1 Nelke und einem Stück Zimt zum Kochen (circa 3 Minuten lang), dann fügen Sie noch den Saft einer halben Zitrone und 1 Eßlöffel Honig hinzu.

▶ Mittel gegen Haarausfall

Geben Sie Franzbranntwein und geriebene Zwiebeln zu gleichen Teilen in eine Flasche und reiben Sie sich mit dieser Mischung einmal wöchentlich die Kopfhaut ein.

▶ Rezept gegen Haarausfall und Schuppen

3 Eßlöffel getrocknete Pimentbeeren zerstoßen und mit 3/4 Liter Wasser aufkochen. Anschließend bei niedriger Stufe 15 Minuten köcheln lassen. Vom Herd nehmen und noch weitere 15 Minuten ziehen lassen. Abseihen und 3 Eßlöffel Obstessig hinzufügen. In Flaschen füllen und wie Haarwasser verwenden.

▶ Hühneraugenmittel

Hühneraugen lassen sich entfernen, wenn Sie ein grünes Blatt Efeu mit einem Pflaster auf dem Hühnerauge befestigen und einen Tag einwirken lassen. Diesen Vorgang müssen Sie allerdings öfter wiederholen.

▶ Wacholderbeerkur

Zweimal im Jahr, bevorzugt im Frühling und im Herbst, können Sie die wirkungsvolle Blutreinigungskur mit Wacholderbeeren durchführen. Hierdurch werden Schlacken, Toxine und Pilze ausgeschwemmt. Wacholderbeeren töten Bakterien und fördern die Verdauung, den Stoffwechsel und die Durchblutung.
Anwendung der Kur:
1. Tag – 5 trockene Wacholderbeeren kauen,
2. Tag – 6 trockene Wacholderbeeren kauen,
3. Tag – 7 trockene Wacholderbeeren kauen. Nehmen Sie jeden weiteren Tag eine zusätzliche Beere, bis Sie bei 15 angelangt sind. Dann nehmen Sie jeden Tag eine Beere weniger, bis Sie wieder bei fünf angelangt sind. Nun ist die Kur beendet. Insgesamt dauert sie 22 Tage.
Bei Nierenentzündungen und in der Schwangerschaft dürfen Sie diese Kur nicht durchführen.

Praktische Hausmittel selbst herstellen

▶ Deodorant

50 ml Rosenwasser
30 ml Alkohol
1 g Alaun
1 ml Menthol

Das Alaunpulver wird in das leicht erwärmte Rosenwasser gestreut und gut verrührt. Menthol wird in Alkohol aufgelöst. Nun füllen Sie die Flüssigkeiten in eine Flasche und schütteln sie kräftig durch.

▶ Haarfestiger

1 Teelöffel Essig
1 Teelöffel Honig
1/4 Liter Wasser

Lösen Sie den Honig in leicht erwärmtem Wasser auf und fügen den Essig hinzu. Durch den Essig verliert der Honig seine Klebrigkeit und trägt zur Festigung des Haars bei.

▶ **Seife**
180 g Bienenwachs
80 g Babyseife
30 g Mandelöl
50 ml Rosenwasser
Aromaöl Ihrer Wahl
Für Honigseife verwenden Sie einen Eßlöffel Blütenhonig, bei Mandelseife geben Sie 3 Tropfen Bittermandelöl hinzu.
Erwärmen Sie das Bienenwachs im Wasserbad und geben die Kinderseife hinzu. In einem anderen Topf erwärmen Sie gleichzeitig das Mandelöl mit dem Rosenwasser. Nach häufigem Umrühren werden beide Mischungen zusammengeschüttet, gut vermischt und in geölte Formen gegossen.

▶ **Antibakterielles Mundwasser**
2 Eßlöffel Salbeiblätter
1 Eßlöffel Pfefferminze
1 Eßlöffel Kamillenblüten
200 ml Obstessig
15 Tropfen Propolistinktur
Die Kräuter müssen 14 Tage im Essig gut durchziehen und werden dann abgefiltert. Danach füllt man das Mundwasser in eine Flasche und gibt die Propolistinktur hinzu. Wenn Sie nach dem Zähneputzen den Mund damit spülen, wird das Zahnfleisch gekräftigt, und schädliche Bakterien werden vernichtet. Geben Sie 1 Teelöffel auf 1/2 Glas Wasser.

▶ **Mundwasser zur Kräftigung des Zahnfleisches**
3/4 Liter Branntwein
30 g Kalmuswurzeln
14 Tage durchziehen lassen und dann abseihen. Zur Mundspülung mit Wasser verdünnen (auf 1 Glas Wasser kommt 1 Teelöffel Mundwasser).

▶ **Zahnputzmittel**
Wenn Sie Natron, Kochsalz und Schlämmkreide zu gleichen Teilen mischen, erhalten Sie ein natürliches Zahnputzmittel. Zur Geschmacksverbesserung können Sie noch etwas Pfefferminzpulver oder Kardamom hinzufügen.

Insekten mögen den Geruch von bestimmten ätherischen Ölen nicht. Dazu gehören vor allem Rosmarin, Lavendel, Zitronelle, Lemongras und Teebaumöl. Diese ätherischen Öle können Sie in der Duftlampe verbrennen. Als Schutz vor Insekten können Sie einen Strauß Rosmarin oder Rainfarn neben Ihrem Schlafplatz aufhängen oder sich mit selbst hergestelltem Zitronen- oder Nelkenöl einreiben.

▶ **Mottenschutz**
100 g Lavendel und 0,7 Liter 38prozentigen Alkohol vier Wochen lang gut durchziehen lassen und dann abfiltern. In den Kleiderschrank oder auf die Wäsche sprühen.

Selbsthergestellte homöopathische Mittel

Der deutsche Arzt Samuel Hahnemann entwickelte gegen Ende des 18. Jahrhunderts das System der Homöopathie. Hahnemann fand heraus, daß die Substanzen, die bei einem gesunden Menschen eine Krankheit auslösen, in potenzierter (verdünnter) Form einen kranken Menschen heilen können. Seine Entdeckung war so radikal und ihre Folgen so weitreichend, daß sie sich nur schwer in das medizinische Denken der orthodoxen Naturwissenschaft einfügen ließ. Noch heute wird die Homöopathie von konventionellen Medizinern angegriffen und als wirkungslos abgetan. Unzählige sich ständig wiederholende Heilerfolge von Homöopathen auf der ganzen Welt beweisen jedoch das Gegenteil. Die Homöopathie darf eben nicht mit den Methoden der Schulmedizin verglichen werden, denn die Homöopathie wirkt ähnlich wie die Bach-Blüten-Therapie nicht auf den physischen Körper, sondern auf den Ätherkörper, der den stofflichen Körper durchdringt und ihn um 1–2 cm überragt. Samuel Hahnemann war der Auffassung, daß die Ursache jeder Krankheit in einer Störung oder Disharmonie des Ätherkörpers zu suchen ist. Die Homöopathie stimuliert diesen Ätherleib und aktiviert auf diese Weise die Lebenskräfte.

Auch Pflanzen besitzen einen Ätherkörper, welcher der Träger der Heilenergie ist. Bei der Herstellung eines homöopathischen Heilmittels wird durch die Schüttelbewegung der Ätherkörper von der Pflanze gelöst und an die Trägersubstanz gebunden. Das bedeutet, diese Heilmittel wirken nicht auf den physischen Körper, sondern auf den Ätherleib, in dem auch die Krankheiten entstehen.
Bei den konventionellen schulmedizinischen Methoden werden die Symptome häufig unterdrückt und die Krankheit immer mehr in die Tiefe des Körpers verdrängt, was dann meist als Heilung fehlgedeutet wird. Ständige Unterdrückung der Symptome kann zur Folge haben, daß die Selbstheilungskräfte des Körpers irgendwann völlig erlahmen.

Homöopathische Medikamente für den Hausgebrauch

Bei der Herstellung eines homöopathischen Mittels wird ein Teil Urtinktur mit neun Teilen Alkohol durch zehn Schüttelbewegungen vermischt. Auf diese Weise erhält man die erste Dezimalpotenz, die man auch D1 nennt. Wenn nun von dieser wieder ein Teil mit neun Teilen Alkohol und zehn Schüttelschlägen vermischt wird, erhält man die zweite Potenz (D2). Diese Lösung enthält nur noch ein Hundertstel der Urtinktur.
Ab D 30 ist kein einziges Molekül der Ursubstanz mehr nachzuweisen. Für Wissenschaftler, die sich nur am stofflichen Körper orientieren, sind diese Heilmittel deshalb völlig wirkungslos.

Die vier Gruppen der homöopathischen Mittel

Urtinktur bis D6	= niedrige Potenz
D7 bis D12	= mittlere Potenz
D13 bis D21	= hohe Potenz
D22 bis D 200 und höher	= sehr hohe Potenz

Wenn Sie selbst homöopathische Mittel herstellen möchten, dann sollten Sie bei den niedrigen und mittleren Potenzen bleiben. Die Behandlung mit Hochpotenzen überlassen Sie besser einem gutausgebildeten Homöopathen, denn für die hohen Potenzen benötigt man sehr viel Erfahrung.

Einige Grundregeln

Bei akuten Erkrankungen ist nach Eintritt der Besserung das Mittel abzusetzen. Gleiches gilt für die sogenannte Erstverschlimmerung, die stets ein Zeichen dafür ist, daß das richtige Mittel gewählt wurde, daß aber die Potenz zu niedrig war. In solchen Fällen sollte man die Arznei sofort absetzen und die Verschlimmerung erst richtig abklingen lassen. Dann eine höhere Potenz verabreichen.

Dosierung

Im akuten Krankheitsfall wird das gewählte Mittel alle 15–30 Minuten gegeben, bis eine Besserung eintritt; wenn nach 2 Stunden keine Besserung eingetreten ist, wurde das falsche Mittel gewählt. Bei Eintritt einer Besserung gibt man die normale Dosis.

Normale Dosis: dreimal täglich 5–10 Tropfen.

▶ **Arnika D1**

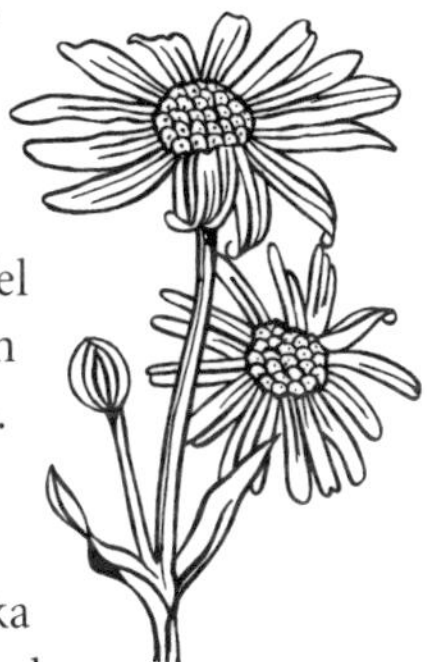

Eine Handvoll Arnika wird mit 1/4 Liter 60prozentigem Alkohol übergossen, in eine Flasche gefüllt, gut verschlossen und drei Wochen in die Sonne oder im Winter an die Heizung gestellt. Nach drei Wochen können Sie diese Tinktur abfiltern und anschließend potenzieren. Geben Sie dazu einen Teelöffel Arnikatinktur (Urtinktur) und neun Teelöffel Alkohol (Korn oder Branntwein) in eine kleine Flasche mit Tropfverschluß. Diese Mischung wird nun genau 10mal kräftig nach unten geschüttelt. Nun haben Sie Arnika D1. Wenn Sie Arnika D2 herstellen möchten, dann nehmen Sie einen Teelöffel von Arnika D1 und 9 Teile Alkohol und schütteln diese Mischung wieder 10mal. Bei D3, D4 usw. wiederholen Sie diesen Vorgang.

Arnika steht unter Naturschutz und darf leider nicht gepflückt werden. Diese Pflanze ist jedoch bei so vielen Beschwerden einsetzbar, daß man sie im Garten anpflanzen sollte. Die Wurzeln und der Wurzelstock sind wirkungsvoller als die Blüten. Verwenden Sie Arnika als homöopathisches Mittel erst ab D4. Arnika verbessert die Durchblutung bis in die feinsten Kapillaren. Bei allen Wunden, Quetschungen, Verstauchungen, Muskelschmerzen, Blutergüssen und Überanstrengungen ist Arnika das ideale Mittel. Charakteristisch für Arnika ist das Zerschlagenheitsgefühl in den Gliedern. Setzen Sie Arnika D4 sofort nach Verletzungen ein, wenn noch kein blauer Fleck zu sehen ist. Bei

Knochenbrüchen unterstützt Arnika den Heilungsprozeß und wirkt Komplikationen entgegen. Auch bei Zahnextraktionen ist Arnika D6 sehr zu empfehlen. Wer nicht die Möglichkeit besitzt, Arnika im Garten anzupflanzen, kann alternativ dazu das Gänseblümchen verwenden, das eine ähnliche Wirkung besitzt.
Bei allen anderen homöopathischen Mitteln, die Sie selbst herstellen möchten, verfahren Sie genauso. Bewahren Sie sich immer ein kleines Fläschchen von den niedrigen Potenzen. Diese Tropfen sind lange haltbar.

Homöopathische Allergiemittel

Einige Stoffe, gegen die Sie allergisch reagieren, können Sie homöopathisch aufbereiten. Geben Sie zum Beispiel bei einer Heuschnupfen- oder Pollenallergie eine Handvoll Weidenkätzchen oder Birkenpollen in eine Flasche und übergießen das Ganze mit so viel 60prozentigem Alkohol, daß die Weidenkätzchen oder die Birkenpollen gut bedeckt sind. Lassen Sie diese Mischung 24 Stunden lang ziehen, und vergessen Sie nicht, die Flasche gelegentlich zu schütteln. Verfahren Sie nun, wie im Beispiel von Arnika D1 erklärt wurde, und stellen Sie das Allergiemittel in der Potenz D6 her.
Nehmen Sie dreimal täglich 8 Tropfen. Kommt es zu einer Erstverschlimmerung, versuchen Sie es mit einer D12-Potenz.
Eine sehr schonende und harmlose Art der Desensibilisierung ist auch mit Eigenblut oder Urin möglich. Es genügt nur sehr wenig Blut aus der Fingerkuppe. Blut und Urin werden, wie unter Beispiel Arnika D1 aufgeführt, zubereitet.

▶ **Aesculus – Roßkastanie** (D1 bis D6)
Verwenden Sie den frischen geschälten und zerstampften Samen.
Anwendungsgebiete: Venöse Stauungen, Krampfadern, chronische Verstopfung, gestaute und blutende Hämorrhoiden, Pfortaderstauungen, starke Schmerzen im Kreuz, trockene Schleimhäute.

▶ **Allium sativum – Knoblauch** (D1 bis D3)
Verwenden Sie die frischen Knollen.
Anwendungsgebiete: Arteriosklerose, Aufstoßen, Sodbrennen, Bluthochdruck, Völlegefühl, Magen- und Darmbeschwerden.

▶ **Avena sativa – Hafer** (D2)
Verwenden Sie die frische blühende Pflanze.
Bei nervösen Erschöpfungszuständen, Nervenschwäche, Schlaflosigkeit (trotz Müdigkeit findet man keinen Schlaf), Folgen geistiger Überanstrengung. Bei Erschöpfung tagsüber dreimal täglich 5–10 Tropfen, zum besseren Einschlafen 15–20 Tropfen vor dem Schlafengehen.

▶ **Bellis perennis – Gänseblümchen** (D3 bis D6)
Verwenden Sie die frische blühende Pflanze.
Bei Blutergüssen, Verletzungen, Quetschungen, Überanstrengungen. Kennzeichen: Besserung durch Bewegung und Massage, Verschlimmerung durch Kälte. Bellis ist die Alternative zu Arnika.

▶ **Calendula – Ringelblume** (D1 bis D4)
Sammeln Sie das Kraut zur Zeit der Blüte.
Bei offenen Beinen und bei allen frischen Verletzungen.

▶ **Carduus marianus – Mariendistel** (D1 bis D6)
Verwenden Sie die reifen, getrockneten, zerkleinerten Samen.
Mariendistel ist ein gutes Mittel bei Leberleiden mit Verstopfung.
Bei Störungen der Leber, Gallenblase und des Pfortaderkreislaufs, bei Übelkeit, Neigung zu Gallenkoliken, Krampfadern, Verstopfung und Hämorrhoiden verwendet man D3, zur Leberkräftigung und zum besseren Aufbau des Gewebes D6.

▶ **Cepa – Küchenzwiebel** (D1 bis D3)
Verwenden Sie die frische Zwiebel.
Dieses Mittel können Sie bei Fließschnupfen mit wundmachendem Sekret, bei Augenbrennen und Bindehautentzündungen einsetzen, vor allem dann, wenn sich die Beschwerden durch warme Luft verschlimmern.

▶ **Chelidonium – Schöllkraut** (D2 bis D4)
Verwenden Sie die im Frühjahr geernteten unterirdischen Teile und Wurzeln der Pflanze.
Bitte erst ab D2 verwenden.
Chelidonium ist das geeignete Mittel bei Leber- und Gallenstörungen, bei Darmträgheit und Lebervergrößerung, vor allem dann, wenn die Beschwerden

nachts oder periodisch auftreten. Auch wenn sich die Beschwerden bei kaltem Wetter verschlimmern, häufig ein bitterer Geschmack im Mund wahrzunehmen ist und ein Verlangen nach sauren Lebensmitteln besteht, ist Chelidonium einsetzbar. Kennzeichen: alle Beschwerden vorwiegend auf der rechten Seite.
Bei Gallenbeschwerden D4, bei Leberbeschwerden D2.

▶ **Crataegus – Weißdorn** (Urtinktur bis D2)
Verwenden Sie die frischen, reifen Früchte oder Blätter und Blüten im Frühjahr.
Crataegus können Sie bei schwacher und unregelmäßiger Herztätigkeit, Arteriosklerose, Druckgefühl in der linken Brustseite, Altersherz, unregelmäßigem Herzschlag, Kreislaufstörungen oder bei niedrigem Blutdruck in der Urtinktur oder als D1 einsetzen.

▶ **Hypericum – Johanniskraut** (D3 bis D12)
Verwenden Sie die frische blühende Pflanze.
Bei Angstzuständen, Depressionen, Überempfindlichkeit der Nerven, Abgespanntheit, bei Neuralgien und Nervenquetschungen nach Verletzungen, zur besseren Heilung nach Operationen. Bei hyperkinetischen Kindern D6, bei Depressionen D12.

▶ **Juniperus communis – Wacholder** (Urtinktur oder D1 bis D6)
Verwenden Sie die Beeren.
Bei Druck in der Nierengegend, spärlichen Urinabsonderungen oder katarrhalischen Entzündungen der Nieren (D6).

▶ **Chamomilla – Kamille** (D2 bis D6)
Eine Tinktur wird aus der ganzen frischen, blühenden Pflanze hergestellt.
Chamomilla wirkt vor allem bei Frauen und Kindern, die leicht nervös und reizbar sind. Es ist ein sehr wirkungsvolles Mittel bei kleinen Kindern, die viel schreien, herumgetragen werden möchten, unruhig und quengelig sind, unter häufigen krampfartigen Bauchschmerzen leiden und Beschwerden beim Zahnen haben.
Chamomilla ist auch hilfreich bei jungen Mädchen, die reizbar, überempfindlich und hysterisch sind. Chamomilla ist auch bei Schlaflosigkeit und Blähungen (D2) einsetzbar.

▶ **Lupulus – Hopfen** (Urtinktur bis D2)
Verwenden Sie die frischen Fruchtzapfen.
Bei Schlaflosigkeit. Bei Tagesschläfrigkeit wirken dreimal täglich 10 Tropfen D2 aufmunternd. Bei Schlaflosigkeit wirken 15–30 Tropfen von der Urtinktur einschläfernd.

▶ **Millefolium – Schafgarbe** (Urtinktur bis D3)
Frische Pflanze mit Blüte verwenden. Bei allen hellroten Blutungen, verursacht durch Verletzungen oder Schädigung der Kapillaren, bei Nasenbluten, blutenden Hämorrhoiden, schmerzhaften Krampfadern in der Schwangerschaft.

▶ **Passiflora incarnata – Passionsblume** (D2)
Verwenden Sie das frische Kraut. Als Urtinktur ist die Passionsblume ein gutes Schlafmittel. Passiflora D2 hilft bei Nervosität und innerer Unruhe.

▶ **Petroselinum – Krause Blattpetersilie** (D1 bis D4)
Verwenden Sie die frischen Pflanzen im späten Frühjahr.
Bei Reizblase, Reizzuständen der Harnröhre und des Blasenhalses. Bei Blasenentzündung, bei plötzlichem Harndrang in Verbindung mit Jucken in der Harnröhre drei- bis sechsmal täglich D1.

▶ **Plantago major – Breitwegerich** (Urtinktur bis D3)
Verwenden Sie frisches Kraut. Bei Zahnschmerzen, Gesichtsneuralgien, Kopfschmerzen, nächtlichem Einnässen, Blasensphinkterschwäche. D3 zur Raucherentwöhnung, D3 bei akuten Zahnschmerzen, jede halbe Stunde 5 Tropfen.

▶ **Robinia – Akazie** (D2 bis D4)
Verwenden Sie die Rinde der jungen Zweige.
Bei Sodbrennen, Magendruck, Blähungskoliken, Erbrechen saurer Flüssigkeit, Schwindel und Benommenheit. Kennzeichen: Besserung durch Essen.

▶ **Rumex – Krauser Ampfer** (D1 bis D3)
Verwenden Sie im Frühjahr die frisch ausgepreßte Wurzel.
Empfindlichkeit gegen kalte Luft, erschöpfender Kitzelhusten wie von einer Feder, beim Husten unwillkürlicher Harnabgang, stechende Schmerzen beim Husten hinter dem Brustbein, Husten erfolgt meist beim Übergang vom Warmen zum Kalten, schlimmer abends ab 23 Uhr und nachts.

▶ **Sambucus nigra – Holunder** (D2)
Verwenden Sie gleiche Teile Blüten und Blätter.
Bei Hitzewallungen, heftigem Schweiß beim Aufwachen D2; bei Muskel- und Gelenkrheumatismus, Erkältungskatarrhen mit Fieber, Atembeschwerden, Brustbeklemmung, akutem Schnupfen.

▶ **Solidago – Goldrute** (D2 bis D6)
Verwenden Sie die frischen Blüten.
Bei allen akuten und chronischen Nierenbeschwerden, Nierengrieß, Blasen- und Harnröhrenentzündung, auch bei Rheuma und Gicht. Bei Prostatavergrößerung und Blasenentzündung Solidago D6.

▶ **Symphytum – Beinwell** (D2 bis D3)
Verwenden Sie frische vor Beginn der Blüte gesammelte Wurzeln.
Zur Unterstützung des Heilungsprozesses bei Knochenbrüchen können Sie dreimal täglich 10 Tropfen Symphytum D3 einnehmen. Bei Blutergüssen, bei Knochenbrüchen, Knochenentkalkung D2 bis D3.

▶ **Taraxacum – Löwenzahn** (D1 bis D6)
Verwenden Sie die ganze frische Pflanze zu Beginn der Blüte.
Bei Appetitlosigkeit, Antriebsarmut, depressiv–reizbarer Stimmung, Blähungen, dumpfem Leberschmerz, Widerwillen gegen fette Speisen, bei Verstopfung, rheumatischen Gliederschmerzen, häufigem Harndrang. Bei Gallenbeschwerden und bei Leberleiden D6.

▶ **Thlaspi burs pastoris – Hirtentäschelkraut** (Urtinktur bis D2)
Verwenden Sie das blühende Kraut.
Bei länger anhaltenden Blutungen – Arzt aufsuchen. Nur für den Notfall bei Nasenbluten, Hämorrhoidalblutungen, zu starken Menstruationsblutungen, Blut im Urin.
Von der Urtinktur drei- bis fünfmal täglich 10–15 Tropfen einnehmen.

▶ **Urtica – Brennessel** (D4)
Verwenden Sie das frische blühende Kraut.
Gicht im akuten Anfall – jede halbe Stunde 5 Tropfen, bis eine Besserung eintritt. Auch bei Muskelrheumatismus und Nesselsucht. Die Urtinktur fördert den Milchfluß bei stillenden Frauen.

▶ **Valeriana – Baldrian** (D2)
Verwenden Sie die getrocknete Wurzel.
Bei nervösen Herzbeschwerden und Unruhe, Schlaflosigkeit, Neuralgien, Überempfindlichkeit, Schlafstörungen in den Wechseljahren, Zucken in den Gliedern.

▶ **Verbascum – Königskerze** (D1 bis D2)
Verwenden Sie frisches Kraut zu Beginn der Blüte.
Nervenschmerzen in der Stirn- und Kieferregion, Trigeminusneuralgie, Katarrhe der oberen Luftwege, Heiserkeit.

Homöopathische Kombinationsmittel

▶ Bei Schlaflosigkeit und nervöser Unruhe
Geben Sie in eine 30-ml-Flasche zu je einem Drittel
Passiflora incarnata D2
Valeriana D4
Chamomilla D6

▶ Bei Verdauungsbeschwerden oder Leber-Galle-Schwäche zu gleichen Teilen
Taraxacum D2
Chelidonium D1
Carduus marianus D6
Chamomilla D1

▶ Bei Reizblase und zur Anregung der Nierentätigkeit
Solidago D2
Petroselinum Urtinktur
Juniperus communis D2

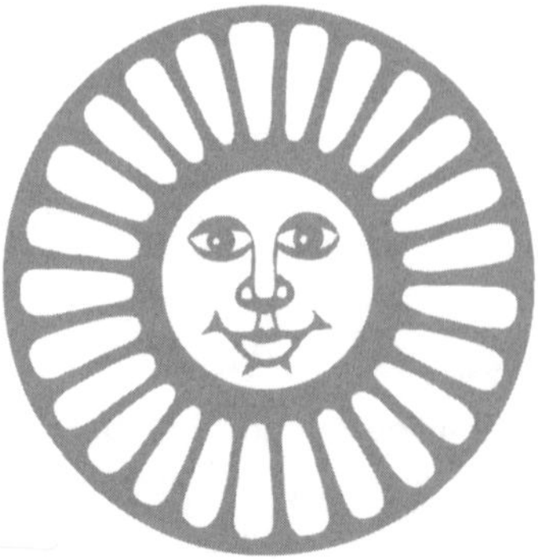

Die Sonnenheilmittel

In vielen Kulturen wurde die Sonne verehrt und angebetet. Ohne Sonne kann nichts wachsen und gedeihen. Alle Heilkräfte der Natur werden erst durch das Sonnenlicht hervorgerufen. Eine Pflanze, die im Keller wächst, wird vielleicht blühen, aber ihre Blüten und Blätter werden sehr klein, schwach und farblos sein. Eine Pflanze, die in der Sonne wächst, kann ihre wahre Pracht und ihre Heilkräfte entwickeln. Jede Frucht, die an einem Baum oder Strauch wächst, wurde hervorgerufen durch die Kräfte des Lichtes und der Sonne. Die Sonne schenkt uns nicht nur Wärme, Vitalität und Kraft, sondern sie stärkt und belebt auch unsere Seelenkräfte. Nach einem Sonnenbad fühlen wir uns vitaler, kräftiger, der Stoffwechsel arbeitet intensiver, und wir benötigen weniger Schlaf. Diese Kraft und Energie, die von der Sonne ausgeht, können wir für uns nutzen, indem wir ihre Heilkräfte durch bestimmte Verfahren einfangen und konservieren. Die Sonnenheilmittel sind besonders für kranke und schwächliche oder schwermütige Menschen geeignet. Ebenso für Personen, die unter labilen Kreislaufschwankungen leiden, häufig erschöpft und müde sind oder zu wenig eigene Körperwärme besitzen.

- Zu den **Pflanzen**, die dem Sonnenprinzip unterstehen, gehören: Ringelblumen, deutsche und römische Kamille, Angelika, Rosmarin, Spitz– und Breitwegerich, Passionsblume, Gewürznelke, Sonnentau, Natternkopf, Tausendgüldenkraut, Zitronenmelisse, Johanniskraut, Augentrost, Sonnenblume.
- Zu den **Gewürzen**, die dem Sonnenprinzip unterstehen, gehören: Kurkuma, Ingwer, schwarzer und weißer Senf, Pfeffer.
- **Bäume:** Zitronenbaum, Orangenbaum, Lorbeerbaum, Platane, Palme
- **Metall:** Gold

▶ **Goldwasser**

Nehmen Sie eine Münze aus echtem Gold oder ein goldenes Schmuckstück (ohne Stein). In einen Kochtopf füllen Sie 2 Tassen Wasser und legen den Goldgegenstand dazu. Das Ganze wird so lange leicht gekocht, bis die Hälfte des Wassers verdunstet ist. Die Energie des Goldes überträgt sich nun auf das Wasser. Füllen Sie ein 50-ml-Fläschchen zur Hälfte mit Goldwasser und zur Hälfte mit 38prozentigem Alkohol auf und nehmen dreimal täglich 15 Tropfen davon ein. Goldwasser wirkt kräftigend, vitalisierend und ist hilfreich bei schwachem Lebenswillen. Um die Wirkung zu verstärken, empfiehlt es sich, zusätzlich noch einige Schmuckstücke aus Gold am Körper zu tragen.

▶ **Einfaches Sonnenwasser**

Füllen Sie ein violettes Glas mit Wasser und stellen es für einige Zeit in die Sonne. Auf diese Weise erhalten Sie ein natürliches Stärkungsmittel, das Sie über den Tag verteilt schluckweise trinken können.

▶ **Sonnentinktur**

Nehmen Sie eine Heilpflanze, die dem Sonnenprinzip untersteht, zum Beispiel Rosmarin, Kamille oder Ringelblume, und stellen Sie eine Tinktur daraus her.
Rezept: 1 Handvoll Ringelblumen in einer durchsichtigen Flasche mit 0,5 Liter 40prozentigem Alkohol ansetzen. Drei Wochen lang in die Sonne stellen und täglich schütteln. Danach abseihen und in eine dunkle Flasche umfüllen.
Die Sonne als Wärme- und Lebensspenderin überträgt ihre Energie und Kraft auf die Trägersubstanz, stärkt den Organismus und bringt die Seelenkräfte wieder ins Gleichgewicht.
Als Kräftigungsmittel können Sie dreimal täglich 5–10 Tropfen davon einnehmen. Auch äußerlich können Sie dieses Mittel, mit Wasser verdünnt, bei Wunden und Flechten einsetzen.

▶ **Sonnenöl**

1 Liter Olivenöl und 1 Handvoll Ringelblumen oder Sonnenblumenblüten werden 3 Wochen lang in einer hellen Flasche in die Sonne gestellt. Danach wird das Öl abgefiltert und in eine dunkle Flasche umgefüllt. Einreibungen mit diesem Öl wecken die Lebensgeister und lindern schmerzende Glieder und Muskeln. Bei Rheuma, Gicht oder Brustschmerzen können Sie einen mit Öl befeuchteten Lappen auf die schmerzenden Glieder legen.

Blütentropfen selbst herstellen nach dem Prinzip der Bach-Blüten

Bach-Blüten sind – ähnlich wie die Homöopathie – von schulmedizinischer Seite nicht anerkannt. Sie haben aber schon vielen Menschen geholfen. Mit ein wenig Geschicklichkeit kann man sie selbst herstellen.

Die Sonnenmethode

Die Sonnenmethode können Sie für Blüten, die im späten Frühling oder Sommer blühen, anwenden. Die Heilkraft der Pflanzen ist besonders intensiv, wenn die Sonne ihre volle Kraft erreicht hat. Blütentropfen eignen sich vor allem, um seelische Disharmonien wieder ins Gleichgewicht zu bringen.
Wildwachsende Blumen, Pflanzen und Bäume enthalten die unverfälschte Heilkraft der Natur und sind nicht zu vergleichen mit gezüchteten Treibhausblumen, die auf bestrahlter oder chemisch behandelter Erde wachsen.
Die Herstellung der Blütentropfen ist sehr einfach. Um die richtige Blüte für sich herauszufinden, können Sie sich am System der BachBlüten orientieren, oder Sie verlassen sich ganz einfach auf Ihre Intuition. Wenn Sie sich zu einer bestimmten Blüte besonders stark hingezogen fühlen, dann benötigen Sie momentan wahrscheinlich genau die Heilschwingung dieser Blüte.
Füllen Sie eine dünnwandige Schale von circa 10–15 cm Durchmesser mit gutem Quellwasser. Pflücken Sie so viel Blüten, daß die Oberfläche des Wassers bedeckt ist. Suchen Sie sich einen möglichst sonnigen, warmen und wolkenlosen Tag aus. Die Blüten sollten voll entfaltet sein. Die Schale bleibt 3 bis 4 Stunden in der Sonne stehen. Die Energien, Heilkräfte und Schwingungen der Blüten verbinden sich nun mit Hilfe der Sonne mit dem Quellwasser. Auf diese Weise können Sie die Lebens- und Heilkräfte einer Blume einfangen und konservieren. Noch ein Tip: Wenn Dr. Edward Bach die Blütentropfen herstellte, berührte er sie niemals mit den Händen. Er benutzte ein Blatt der ausgewählten Blume, um die Blüten damit vorsichtig zu pflücken. Auf diese Weise bleiben die Tropfen rein und sind frei von Fremdschwingungen.
Wenn die Blüten lange genug der Sonne ausgesetzt waren, wird die Flüssigkeit durch ein Sieb gegossen und zur Hälfte mit Cognac oder Weinbrand vermischt. Nun wird die Flüssigkeit in kleine, dunkle Flaschen mit Tropfverschluß

gefüllt, mit einem Etikett beklebt und mit dem Datum versehen. Im Kühlschrank sind die Tropfen einige Zeit haltbar. Nun besitzen Sie eine Vorratsflasche, »Stock bottle« genannt. Geben Sie dann täglich 4–5 Tropfen auf 1/4 Liter Wasser und trinken es über den Tag verteilt. Sie können auch eine 30- ml-Flasche zu 1/3 mit Weinbrand und zu 2/3 mit stillem Wasser füllen und 3 Tropfen aus der Vorratsflasche hinzufügen. Diese Methode ist sehr praktisch, weil Sie sich auf diese Weise eine individuelle Blütenmischung zusammenstellen können. Geben Sie aber nie mehr als 5–6 verschiedene Blütentropfen in ein Fläschchen.
Dosierung: drei- bis viermal täglich können Sie 4 Tropfen direkt in den Mund träufeln.

Die Kochmethode

Diese Methode wird bei den Blüten der Bäume, Büsche und Sträucher angewandt, die häufig schon im Frühjahr blühen, wenn die Kraft der Sonne noch sehr schwach ist.
Die Pflanzenteile oder Blüten werden 30 Minuten lang in reinem Wasser gekocht, durchgefiltert und mit der gleichen Menge Alkohol vermischt. Weitere Anwendung siehe Sonnenmethode.
Für diejenigen unter Ihnen, die mit dem System der Bach-Blüten nicht vertraut sind, möchte ich stichwortartig die Wirkungsweise der einzelnen Blüten erklären. Wenn eine oder mehrere der folgenden Beschreibungen auf Sie zutreffen, dann sind diese Blüten für Sie geeignet. Viele der Pflanzen und Bäume aus dem System der Bach-Blütentherapie sind auch in unserer Gegend beheimatet, so daß man sie während eines Spaziergangs pflücken kann.

1. Agrimony – Odermennig
Man versucht, seelisches Leid, Kummer und sorgenvolle Gedanken hinter einer Maske von Fröhlichkeit zu verstecken.

2. Aspen – Espe oder Zitterpappel
Man leidet unter unerklärlichen Ängsten.

3. Beech – Rotbuche
Man besitzt zu wenig Toleranz und neigt dazu, andere häufig zu verurteilen und zu kritisieren.

4. Centaury – Tausendgüldenkraut

Die Blüte für Menschen, die unter dem Aschenputtel- oder Sklavensyndrom leiden – man kann nicht nein sagen und will es jedem recht machen. Die Hilfsbereitschaft wird von anderen ausgenutzt.

5. Cerato – Bleiwurz oder Hornkraut

Man fragt andere ständig um Rat, weil man der eigenen Intuition nicht vertraut

6. Cherry-Plum – Kirschpflaume

Man hat Angst, die Kontrolle zu verlieren oder Kurzschlußhandlungen zu begehen, man steht unter starkem inneren Druck, der sich in unbeherrschten Temperamentsausbrüchen entladen kann.

7. Chestnut Bud – Knospe der Roßkastanie

Man wiederholt ständig die gleichen Fehler, ohne daraus zu lernen.

8. Chicory – Wegwarte

Man benötigt ständig die Aufmerksamkeit und Zuwendung seiner Umgebung.

9. Clematis – Weiße Waldrebe

Man ist geistesabwesend, mit den Gedanken nicht bei der Sache und besitzt wenig Gegenwartsbewußtsein.

10. Crab Apple – Holzapfel

Man hat das Gefühl, innerlich oder äußerlich unrein oder beschmutzt zu sein, und leidet an Wasch– oder Putzzwängen.

11. Elm – Ulme

Man fühlt sich durch seine Aufgaben gelegentlich überfordert.

12. Gentian – Herbstenzian

Man hat eine negative Grundeinstellung, ist skeptisch und erwartet häufig Mißerfolge.

13. Gorse – Stechginster

Man ist völlig resigniert, leidet unter chronischen Depressionen und einer großen Hoffnungslosigkeit. Man glaubt, alles sei sinnlos.

14. Heather – Schottisches Heidekraut
Man ist sehr selbstbezogen, redet nur über seine eigenen Angelegenheiten und braucht ständig andere Menschen, die einen umsorgen.

15. Holly – Stechpalme
Man leidet häufig unter negativen Gefühlen, wie Neid, Haß, Eifersucht und ähnlichem.

16. Honeysuckle – Geißblatt
Man lebt in der Vergangenheit, klammert sich an alte Erinnerungen, kann vergangene Dinge nicht vergessen und loslassen.

17. Hornbeam – Weißbuche
Man leidet an Energielosigkeit und Schwäche, man glaubt, die alltäglichen Pflichten nicht bewältigen zu können, schafft es aber trotzdem irgendwie. Typisch ist das lustlose Montagmorgengefühl.

18. Impatiens – Drüsentragendes Springkraut
Man ist ungeduldig, leicht reizbar und impulsiv, will alles sofort und schnell erledigen. Man reagiert gereizt und genervt, wenn andere langsamer arbeiten oder handeln als man selbst.

19. Larch – Lärche
Man leidet unter Minderwertigkeitsgefühlen und erwartet ständig Fehlschläge, weil das Selbstvertrauen nicht ausreichend ausgebildet ist.

20. Mimulus – Gefleckte Gauklerblume
Man ist schüchtern und leidet unter verschiedenen konkreten Ängsten, z. B. der Angst zu telefonieren, der Angst vor großen Menschenmengen, vor Aufzügen, vor Zahnärzten usw.

21. Mustard – Wilder Senf
Depressive Phasen kommen und gehen ohne erkennbaren Grund.

22. Oak – Eiche
Trotz Erschöpfung und Niedergeschlagenheit kämpft man weiter und würde niemals aufgeben.

23. Olive – Olive
Man ist körperlich und geistig völlig erschöpft, die Energiereserven sind aufgebraucht.

24. Pine – Schottische Kiefer
Man leidet unter ständigen Schuldgefühlen und macht sich andauernd Selbstvorwürfe.

25. Red Chestnut – Rote Kastanie
Man sorgt sich ständig um das Wohl anderer Menschen.

26. Rock Water – Wasser aus heilkräftigen Quellen
Man ist hart und streng gegen sich selbst und versagt sich Wünsche und Bedürfnisse.

27. Rock Rose – Gelbes Sonnenröschen
Man leidet unter extremen Angst- und Panikzuständen. Das Nervensystem ist zum Zerreißen gespannt.

28. Scleranthus – Einjähriges Knäuel
Man kann sich schwer entscheiden. Stimmungen, Gefühle und Meinungen können von einem Moment zum anderen wechseln.

29. Star of Bethlehem – Goldiger Milchstern
Man hat ein bestimmtes belastendes Ereignis in seinem Leben noch nicht überwunden.
Die Blüte, die nach großen oder kleineren Schockerlebnissen eingenommen werden kann.

30. Sweet Chestnut – Eßkastanie oder Edelkastanie
Man sieht keinen Ausweg mehr, leidet an extremen seelischen Qualen, völlige Ausweglosigkeit.

31. Vervain – Eisenkraut
Man setzt sich fanatisch oder übereifrig für eine Sache ein, ist überaktiv und kann nicht entspannen. In seinem Übereifer überfordert man seine Kräfte und Energien.

32. Vine – Weinrebe
Diese Blüte paßt zu einer starken und dominierenden Persönlichkeit, die unbedingt ihren Willen durchsetzen will. Man neigt dazu, seine Macht und Autorität zu mißbrauchen.

33. Walnut – Walnuß
Man ist sehr unsicher und wankelmütig, wenn ein neuer Lebensabschnitt beginnt.

34. Water Violet – Sumpfwasserfeder
Man ist distanziert und zieht sich von anderen zurück, meidet Auseinandersetzungen und fühlt sich häufig anderen gegenüber überlegen.

35. White Chestnut – Roßkastanie
Man führt ständig innere Selbstgespräche. Bestimmte Gedanken wiederholen sich ständig im Kopf, und man kann sie nicht abstellen.

36. Wild Oat – Waldtrespe
Man ist unzufrieden oder unsicher, weil man seine Lebensaufgabe oder den richtigen Beruf nicht findet.

37. Wild Rose – Heckenrose
Man ist apathisch, resigniert und desinteressiert, man läßt sich treiben und besitzt keine Vitalität und Energie.

38. Willow – Gelbe Weide
Man ist verbittert, suhlt sich in Selbstmitleid und fühlt sich vom Schicksal betrogen.

Verwenden Sie bitte nur wildwachsende Pflanzen. Die Clematis zum Beispiel wird auch in veredelter und überzüchteter Form in Gärtnereien angeboten. Diese Pflanzen sind für die Blütenherstellung nicht geeignet.

Andere Blüten

▶ **Baldrian (blüht Juni bis Juli)**
Bei Ängsten, Mutlosigkeit, Überforderung; hilft quälende Gedanken zu neutralisieren.

▶ **Brennessel (blüht Juli bis August)**
Wirkt reinigend und klärend auf Körper und Geist und schenkt neuen Lebensmut.

▶ **Flieder (blüht im Mai)**
Vermittelt Lebensfreude und Lebenslust, die richtige Blüte für Menschen, die zu hart gegen sich selbst sind und sich nichts gönnen.

▶ **Frauenmantel (blüht von Ende Mai bis Juni)**
Fördert die nährenden, mütterlichen und hingebungsvollen Eigenschaften bei beiden Geschlechtern. Wenn Sie Frauenmantelblüten herstellen möchten, fangen Sie bereits morgens ein paar von den glänzenden Tropfen auf, die in den Blättern sitzen.

▶ **Goldrute (blüht im Hochsommer)**
Hilft seelische Stagnationen und Blockaden abzubauen.

▶ **Holunder (blüht Ende Mai bis Mitte Juni)**
Ist hilfreich bei kurzfristigen Gemütsverstimmungen.

▶ **Johanniskraut (blüht von Juni bis September)**
Bringt das innere Licht zum Leuchten, wirkt gegen innere Dunkelheit, Depressionen und Schwermut, reinigt und klärt den Solarplexus.

▶ **Kamille (blüht im Hochsommer)**
Bei zu starkem Selbstbezug und Egoismus, bei Überempfindlichkeit gegenüber Menschen, Geräuschen oder Gerüchen kann diese Blüte hilfreich sein.

▶ **Kirschblüte (blüht im Frühjahr)**
Diese Blüte schenkt Fröhlichkeit und neue Frische; hilfreich für alle, die unter zu großer Ernsthaftigkeit leiden.

▶ **Königskerze (blüht von Juli bis August)**
Hilft belastende Situationen zu überstehen, macht zuversichtlich und fördert das Vertrauen in die eigenen Kräfte.

▶ **Lavendel (blüht im Hochsommer)**
Schenkt Ausgeglichenheit, wirkt auflockernd und entspannend.

▶ **Linde (blüht Mitte Juni)**
Löst innere Spannungen, die durch innere Unstimmigkeit und Zerrissenheit entstanden sind; führt zur Sammlung und Konzentration.

▶ **Pfefferminze (blüht im Juli)**
Die Pfefferminze ist wie ein kühler, frischer Wind, der eine langsame Wandlung einleitet, sie hilft, sich von belastenden Gedanken zu lösen und neue Eindrücke zu bewältigen.

▶ **Rosmarin (blüht von Juni bis August)**
Schenkt mehr innere Wärme und löst Verhärtetes auf. Die Blüte überträgt Sonnenkräfte, wie Vitalität, Kraft und Stärke, auf die Seele.

▶ **Schafgarbe (blüht von Juli bis September)**
Stärkt die Selbstheilungskräfte des Körpers. Der Wille zu leben wird aktiviert, und die eigenen Stärken werden besser wahrgenommen.

▶ **Salbei (blüht von Ende Juli bis August)**
In Zeiten, in denen man extremen Belastungen ausgesetzt ist, sorgt diese Blüte für mehr Stabilität und Durchhaltevermögen.

▶ **Stiefmütterchen (blüht von Mai bis Juli)**
Hilft bei Unzufriedenheit mit sich selbst, bei großer Empfindlichkeit und Verletzbarkeit.

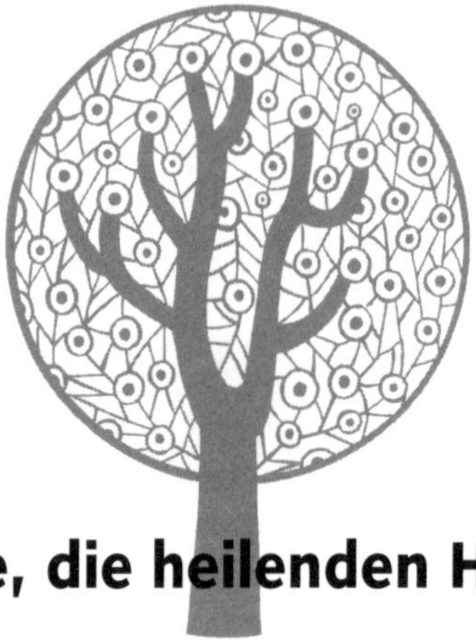

Bäume, die heilenden Helfer

Genau wie Menschen und Tiere besitzen auch Pflanzen und Bäume eine unsichtbare Energiehülle (Aura). Sensitive Menschen können diese Aura sehen oder fühlen. Vielleicht machen Sie selbst mal einen kleinen Versuch. Wenn Sie Ihre Hände einige Zentimeter über eine Pflanze halten, spüren Sie vielleicht ein Kribbeln, Prickeln oder ein Wärme- oder Kältegefühl.
Jeder, der sich müde, kraftlos oder erschöpft fühlt, kann die Erfahrung machen, daß ein Waldspaziergang die Kräfte und Energien aktiviert und stärkt. Zum einen liegt das daran, daß das Grün der Pflanzen und Bäume unser Nervensystem stärkt und beruhigt, zum anderen besitzen die Bäume unsichtbare Schwingungen und Energien, die uns auf einer feinstofflichen Ebene neue Kräfte schenken. Durch einen Waldspaziergang wird unsere Aura gereinigt und gestärkt.

Wie Sie einem Baum begegnen können

Am besten gehen Sie mit offenen Augen durch die Natur und achten dabei auf Ihre inneren Eingebungen. Wenn Sie sich zu einem Baum besonders hingezogen fühlen, werden Sie das ganz von selbst spüren. Genau wie jeder Mensch hat auch jeder Baum seine spezielle Ausstrahlung und Energie. Wenn Sie sich zu einem Baum besonders stark hingezogen fühlen, benötigen Sie wahrscheinlich diese Form der Energie, um sich zu stärken und zu regenerieren. Probieren Sie es einfach mal aus und vertrauen Sie Ihrer inneren Weisheit.

Bevor Sie sich einem Baum nähern, betrachten Sie ihn zunächst eine Weile aus der Ferne. Schauen Sie sich die Form des Baumes an, seine Blätter und seinen Stamm. Welchen Eindruck macht er auf Sie? Sieht er gesund und kräftig aus, oder wachsen krebsige Geschwüre an seinem Stamm? Beachten Sie auch die weitere Umgebung, in der er wächst. Sind die Pflanzen, die in seiner Nähe wachsen, gesund und von kräftigem Grün, oder sehen sie kränklich aus, sind die Blätter gelb und fleckig oder durch Ungeziefer geschädigt? Meiden Sie kranke Bäume oder Bäume, die an Plätzen wachsen, deren Umgebung einen kranken Eindruck macht. Der Morgen und der frühe Nachmittag sind ideale Zeiten, um Kräfte und Energien bei Bäumen zu tanken. Wenn Sie einen Baum nach 17 Uhr besuchen, fördert das einen ruhigen und erholsamen Schlaf.
Wenn Sie den richtigen Baum gefunden haben, können Sie sich eine Weile darunter setzen oder sich mit dem Rücken an seinen Stamm lehnen. Sie können den Baum natürlich auch umarmen, um einen intensiveren Kontakt herzustellen. In diesem Fall sollten Sie jedoch wissen, daß nicht alle Bäume den Körperkontakt mögen. Nadelbäume zum Beispiel zeigen uns schon durch ihr äußeres Erscheinungsbild, daß sie eine Berührung nicht sehr begrüßen. Die meisten Laubbäume hingegen mögen die Berührung eines Menschen, allerdings nicht im Frühjahr, wenn sie knospen, dann sollte man sie für diese kurze Zeit ganz in Ruhe lassen. Der Winter ist ebenfalls keine geeignete Zeit, um Kontakt mit einem Baum aufzunehmen, weil sich die Kräfte und Energien des Baumes in dieser Zeit in das Wurzelwerk verlagern. Besuchen Sie an einem Tag nicht mehrere Bäume kurz hintereinander. Die unterschiedlichen Energien, die Sie dann aufnehmen, könnten unter Umständen nicht miteinander harmonieren.

▶ Ahorn (Acer platanoides)

Wirkung: Ahornbäume wirken ausgleichend, beruhigend und kühlend auf Menschen, die durch unschöne Ereignisse kurzfristig ihr inneres Gleichgewicht verloren haben. Die Berührung mit oder der Aufenthalt unter einem Ahornbaum bringt die unruhigen oder aufgewühlten Gedanken wieder zur Ruhe und hilft, die Dinge klarzusehen. Da der Ahorn kühlende Eigenschaften besitzt, ist ein Besuch bei ihm bei allen »hitzigen Erkrankungen« zu empfehlen. Zum Beispiel bei Bluthochdruck, Hitzewallungen in den Wechseljahren oder bei cholerischen Temperamentsausbrüchen.
Heilanwendungen: Aus den frischen Blättern kann man einen Tee zubereiten. Die Blätter des Ahornbaumes können auf geschwollene Gelenke oder entzündete Augen gelegt werden. Junge Blätter sind eine gesunde Salatbeigabe.

▶ **Birke (Betula pendula)**
Wirkung: Wie das äußere Erscheinungsbild bereits verrät, ist die Birke ein Baum, der schwermütige Menschen, die in starren Strukturen gefangen sind, mit leichten, unbeschwerten und frischen Energien versorgen kann. Die Birke löst Verhärtungen, stärkt das Energiefeld und sorgt für mehr Beweglichkeit.
Heilanwendungen: Birkenblättertee wirkt stoffwechselanregend, blutreinigend und hilft bei Rheuma, Wassersucht, Gicht, Nieren– und Hauterkrankungen. Überbrühen Sie 2 Eßlöffel frische oder getrocknete Blätter mit 1 Liter kochendem Wasser, und fügen Sie 1 Gramm Natron hinzu. 10 Minuten ziehen lassen. 2–3 Tassen täglich trinken.
Birkensaft wirkt stärkend und blutreinigend. Die Germanen stellten aus diesem Saft einen Schönheits- und Kräftigungstrank her. Birkensaft hilft bei Gicht, Wassersucht und Nierenleiden. Dreimal täglich vor den Mahlzeiten 1 Teelöffel voll einnehmen. Wer Saft von einer Birke gewinnen möchte, sollte das entstandene Loch wieder sorgfältig verschließen. Frische Birkenknospen können in Suppen, Salate oder Quarkspeisen eingerührt werden.

▶ **Buche (Fagus silvatica)**
Wirkung: Große Buchen sind ausgesprochene Kraftbäume, die die Fähigkeit besitzen, negative Energien abzusaugen. Mit ihrem glatten und schönen Stamm fordert sie den Besucher förmlich zu einer Berührung und Umarmung auf.
Wenn Sie sich etwas wünschen, stellen Sie sich unter eine Buche, atmen die Kraft dieses Baumes tief in sich hinein und formulieren leise oder auch laut Ihren Wunsch. Die Resultate sind oft erstaunlich. Eine Buche sollte man aufsuchen, wenn man sich körperlich oder seelisch geschwächt fühlt. Für erschöpfte und kranke Menschen und solche, die leicht resignieren, ist die Buche ein Kraftspender und Jungbrunnen, weil sie negative Energien und Krankheiten absaugt. Wer vor Lebenslust und Kraft übersprüht, sollte sich nicht zu lange unter einer Buche aufhalten, da die anregende Wirkung des Baumes in diesem Fall zu einer gewissen Überaktivität oder Nervosität führen kann.
Heilanwendungen: Aus den jungen Blättern des Baumes kann man einen leber- und gallenstärkenden Tee zubereiten. Junge Buchenblätter kann man in Frühlingssuppen garen oder als Salatbeigabe verwenden.

Buchenlikör: *1 Teil junge Buchenblätter, 5 Teile Alkohol*
3 bis 4 Wochen ziehen lassen, abfiltern und 250 g Zucker hinzufügen.
Der Buchenlikör hat eine kräftigende Wirkung.

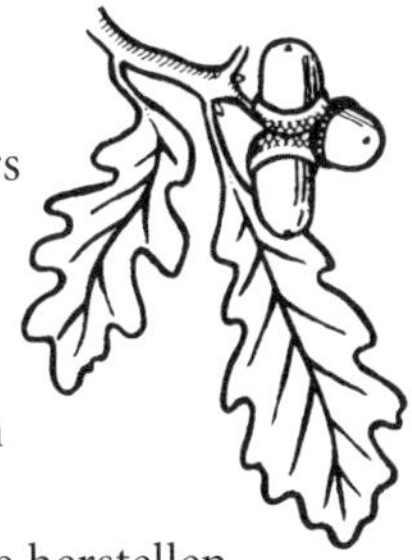

▶ **Eiche (Stieleiche – Quercus robur)**
Wirkung: Die Eiche ist ein Baum, der schon seit alters her als Baum der Stärke, Kraft, Standfestigkeit, Langlebigkeit und Ausdauer verehrt wurde. Sie gehört zu den Bäumen, die die Regenerationskraft von Körper und Seele aktivieren, und sollte deshalb nach einer langen Krankheit des öfteren aufgesucht werden.
Heilanwendungen: Aus Eicheln kann man einen Kaffee herstellen, der die Leber stärkt (siehe Seite 160).
Aus kleingeschnittenen und getrockneten Eicheln kann man ein Pulver herstellen, das nicht nur kräftigend wirkt, sondern auch bei Schilddrüsenüberfunktion eingenommen werden kann (täglich 1 Gramm).
Äußerlich angewandt wirkt eine Tinktur aus der Rinde des Eichenbaumes zusammenziehend und entzündungshemmend.
Wenn Sie die Kraft und Stärke der Eiche potenzieren möchten, dann können Sie aus Eicheln, Rinde und Blättern ein homöopathisches Mittel herstellen, das bei Energiemangel, Erschöpfung, Abwehrschwäche und bei alkoholbedingten Suchtproblemen eingesetzt werden kann. (Herstellung siehe Seite 101; empfohlene Potenz D4.)

▶ **Fichte (Picea abies)**
Wirkung: Die Fichte wirkt wie die meisten Nadelbäume belebend und anregend auf schwache, antriebslose und kranke Menschen. Der Aufenthalt bei einer Fichte oder das Spazierengehen in einem Nadelwald wirkt durchblutungsfördernd und nervenstärkend.
Da die Fichte ein Baum ist, dessen Energien anregend wirken, ist es besser, man besucht sie am Morgen oder am frühen Mittag. Wenn Sie den Unterschied zwischen einer Fichte und einer Tanne nicht genau kennen, schauen Sie sich die Zapfen an. Bei einer Fichte hängen die Zapfen nach unten, während sie bei der Tanne aufrecht stehen.
Heilanwendungen: Ein Fichtentee vertreibt Frühjahrsmüdigkeit.
Nehmen Sie 2 Teelöffel junge Fichtentriebe und überbrühen sie mit 1 Tasse kochendem Wasser. 10 Minuten ziehen lassen. Trinken Sie davon 1–2 Tassen täglich, jedoch nicht länger als 1 Woche.
Natürlich können Sie Fichtennadeln und Zapfen auch zum Räuchern von Krankenzimmern verwenden.

▶ Kiefer (Pinus silvestris)

Wirkung: Die Kiefer ist ein Baum, der die Lebenskräfte und die Atmungsorgane stärkt und kräftigt. Blasse Menschen mit flacher Atmung, schlechter Haltung, starke Raucher, Lungenkranke, Asthmatiker sowie Personen, die unter Durchblutungsstörungen leiden, sollten häufig Kiefern aufsuchen und ihre Energien kräftig einatmen. Auch ängstliche Menschen, die unter Beklemmungsgefühlen in der Brust leiden, sind bei der Kiefer gut aufgehoben.

Heilanwendungen: Kiefernspitzen können als Tee zubereitet werden. 50 g Kiefernspitzen mit 1/2 Liter Wasser ansetzen und 10 Minuten lang leicht kochen lassen. Bei Husten, Bronchitis, rheumatischen Erkrankungen und allgemeiner Schwäche kann man täglich 2 Tassen Kieferntee trinken.

Junge Kiefernspitzen sind eine schmackhafte Salatbeigabe. Auch die Herstellung von Kiefernsalbe ist möglich (siehe Seite 66).

Kiefernholz, -zapfen, -rinde und -nadeln können als Räuchermittel verwendet werden.

▶ Lärche (Laric decidua)

Wirkung: Innerlich verhärtete und vom Leben enttäuschte Menschen finden bei der Lärche Trost. Spannungen und Blockaden lösen sich, verkrampfte oder fehlgeleitete Energie beginnt wieder harmonisch zu fließen. Die Lärche hat eine positive Wirkung auf die Atmungsorgane und trägt dazu bei, daß sich Druck oder Beklemmungsgefühle auf der Brust lösen können. Wenn Sie unter einer Lärche 5 bis 10 Minuten lang kräftig ein- und ausatmen, spüren Sie, wie sich alle Spannungen lösen.

Heilanwendungen: Lärchenholz kann man als Räuchermittel verwenden. Es ist ein ideales Mittel, um die Umgebung nach Streit, Todesfällen oder anderen unangenehmen Ereignissen zu reinigen. Die Herstellung einer Lärchensalbe wird auf Seite 66 beschrieben.

▶ Tanne (Abis alba)

Wirkung: Genau wie die meisten Nadelbäume übt auch die Tanne eine reinigende und stärkende Wirkung auf die Atemwege aus. Sie ist der ideale Baum für Menschen, die leicht frieren, an Durchblutungsstörungen oder Erkrankungen der Atmungsorgane leiden.

Heilanwendungen: Ein Kräuterkissen, gefüllt mit jungen Nadeln (am besten gemischt mit Fichtennadeln), wirkt beruhigend, schlaffördernd und nervenstabilisierend.

Ein Tee aus Tannennadeln hilft bei chronischen Hauterkrankungen. Geben Sie 1 Teelöffel Tannennadeln auf 1 Tasse Wasser (Abkochung).
Bei Rheuma und Erkältungskrankheiten können Sie eine Salbe, einen Sirup oder eine Tinktur aus Tannennadeln herstellen.
Achten Sie beim Sammeln der Triebe bitte darauf, daß Sie nur Spitzen aus den unteren Astreihen verwenden und von verschiedenen Bäumen jeweils nur eine kleine Menge pflücken, damit die Bäume geschont werden.

▶ **Walnußbaum (Juglans regia)**
Wirkung: Bei Stimmungsschwankungen oder innerer Zerrissenheit soll der Walnußbaum innere Klarheit herbeiführen. Auch in der Bach-Blüten-Therapie wird das Mittel Walnut bei Unentschlossenheit in den Entscheidungen und Zielvorstellungen empfohlen. Der Volksmund warnt jedoch gelegentlich davor, unter einem Walnußbaum einzuschlafen, weil seltsame und betäubende Kräfte und Gerüche von ihm ausgehen, die schlimmstenfalls dazu führen können, daß der Schläfer nicht mehr erwacht.
Heilanwendungen: Bei Hautunreinheiten kann man aus Blättern und Schalen einen Tee kochen. (Nur junge Blätter verwenden.) 1 Teelöffel Blätter mit 1 Tasse Wasser überbrühen und 10 Minuten ziehen lassen.

▶ **Weide (Salix alba)**
In früheren Zeiten wurde die Weide auch als Hexenbaum bezeichnet, weil sie ein Ort war, an dem man Feen, Elfen und Kobolde antreffen konnte. Der Weide sollte man mit Vorsicht begegnen, denn sie kann auch Melancholie auslösen. Ihre Energie ist nicht für jedermann geeignet. Intensiver Kontakt mit der Weide sollte nur dann stattfinden, wenn man sich wirklich zu ihr hingezogen fühlt. Sie ist der Baum des Todes und der Trauer, aber auch der Reinheit und der Regeneration.
Wirkung: Enttäuschten und verbitterten Menschen soll die Weide Trost und Kraft zur Erneuerung schenken.
Heilanwendungen: Bei rheumatischen Beschwerden haben sich Umschläge aus Weidenrinde bewährt.
Die Weidenrinde enthält einen Wirkstoff, der ähnlich wie Aspirin wirkt. Bei einem Weidenrindensud wird 1 Eßlöffel Rinde mit einer Tasse Wasser 10 Minuten lang ausgekocht. Er kann bei Fieber, Schmerzen und rheumatischen Beschwerden getrunken werden.

Chakra-Heilmittel

Die Existenz der Chakras ist nicht nur fester Bestandteil der indischen Philosophie, auch die Theosophen, Anthroposophen und christlichen Mystiker kannten ihre Bedeutung.

In den alten indischen Lehren glaubte man, daß der Körper noch von einem weiteren nichtstofflichen Körper umhüllt wird. Diese sogenannte Aura ist ein Energiefeld, das den menschlichen Körper umgibt. Sie kann in der heutigen Zeit durch die Hochfrequenzfotografie nachgewiesen werden. Hellsichtig begabte Menschen können diese Aura sehen, aber auch Menschen, die diese Fähigkeit nicht besitzen, können die Existenz der Aura zumindest spüren. Das geschieht in den meisten Fällen völlig unbewußt. Wenn wir zum Beispiel auf Menschen treffen, die wir nicht mögen und die uns körperlich zu nahe treten, also in unsere Aura eindringen, dann haben wir plötzlich ein ungutes Gefühl, das wir nicht richtig erklären können. Menschen hingegen, die wir mögen, lassen wir gern in unsere Aura herein, und eine Umarmung empfinden wir als angenehm.

Die Chakras befinden sich in der Aura und haben einen engen Bezug zum Körper und zu unterschiedlichen Organen. Jedem Chakra wird außerdem eine bestimmte Farbe und ein bestimmter Ton zugeordnet. Das Wort Chakra bedeutet Rad oder Kraftwirbel. Die Chakras sind Verbindungspunkte, durch welche jedem Organ die Lebenskraft (Prana) zugeführt wird. Die Gesundheit unseres Körpers hängt somit zum größten Teil vom richtigen Funktionieren der Chakras ab. Eine gestörte Aufnahme dieser Lebenskraft durch eine Unter- oder Überfunktion eines Chakras ruft eine Störung im Körper hervor, durch die diverse Energieblockaden oder Krankheiten entstehen können.

Wenn ein Chakra stark blockiert ist, kann das zu einem Ungleichgewicht im ganzen System führen. Die meisten von uns leiden an einer Über- oder Unterfunktion eines oder mehrerer Chakras. Mit Edelsteinen, Aromaölen und Farben können wir die Chakren stärken, ausgleichen und harmonisieren.

Zunächst einmal ist es jedoch wichtig, daß uns die Fehlfunktion eines Chakras bewußt wird. Um das zu erkennen, kann Ihnen die folgende Erklärung der einzelnen Chakras behilflich sein.

Das Wurzelchakra

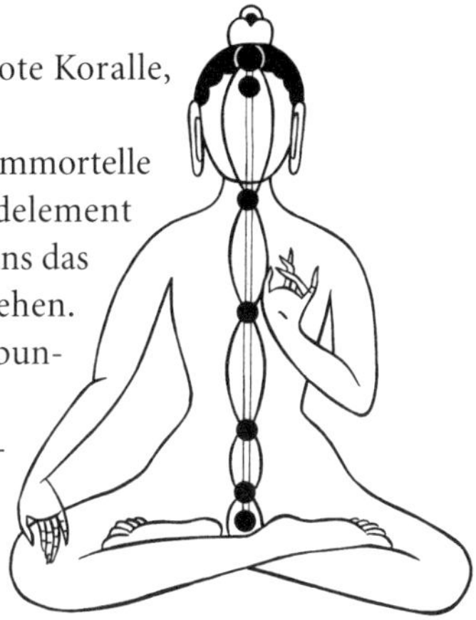

- **Lage:** zwischen dem After und den Geschlechtsorganen
- **Farbe:** Rot
- **Heilsteine:** Achat, Hämatit, roter Jaspis, Granat, rote Koralle, Rubin
- **Aromaöl:** Patchouli, Nelke, Zeder, Angelikawurzel, Immortelle
- **Eigenschaften:** Das Wurzelchakra wird dem Erdelement zugeordnet. Ein gut funktionierendes Chakra gibt uns das Gefühl, mit beiden Beinen fest auf der Erde zu stehen. Wir fühlen uns sicher, verwurzelt, mit der Erde verbunden und empfinden eine Art Urvertrauen.
- **Körperliche Entsprechung:** Entsprechend dem Erdelement reagiert dieses Chakra über alles Feste im Körper – über Knochen, Zähne und Nägel. Es beherrscht außerdem die Beine, den After, den Dickdarm und Mastdarm, die Blase, Nieren, Wirbelsäule und die Hüften.
- **Krankheiten:** Eine Fehlfunktion dieses Chakras führt zu Verstopfung, Übergewicht, Hämorrhoiden, Darmerkrankungen, Hüftgelenkserkrankungen, Impotenz, Veränderungen und Krankheiten an den Füßen. Symptome einer Unterfunktion sind kalte Hände und Füße, Reizblase, Nierenerkrankungen, hoher oder niedriger Blutdruck, Unsicherheiten, Lebensangst, Konfliktangst, wenig körperliche Widerstandskräfte, schwächliche körperliche Konstitution.
- **Therapievorschläge bei Unterfunktion:** Sich mehr mit der Erde verwurzeln durch Gartenarbeit, Töpfern, Kochen, Aufenthalt in der Natur, einen Baum umarmen, die Erde spüren, mit nackten Füßen herumlaufen. Das erste Chakra wird außerdem aktiviert durch das Tragen roter Kleidungsstücke, durch Bauchtanz, afrikanische Stampftänze oder durch Marschmusik. Sie können auch Heilsteine auflegen und das Chakra mit den entsprechenden Duftölen einreiben oder die Farbe Rot direkt auf das Chakra legen.
- **Symptome der Überfunktion:** Besitzgier, Triebhaftigkeit, starkes Konkurrenzdenken, starke Ungeduld, Überaktivität, Genußsucht, Rücksichtslosigkeit, lebt nur nach dem Motto: der Stärkere siegt, ist egoistisch und übermäßig materialistisch.
- **Therapievorschläge bei einer Überfunktion:** Chakra mit Blau oder Türkis bestrahlen oder entsprechende Heilsteine auflegen.

Das Sakralchakra

- **Lage:** oberhalb der Geschlechtsorgane in der Höhe des 4. Lendenwirbels
- **Farbe:** Orange
- **Heilsteine:** Karneol, Mondstein, Perle, Opal
- **Aromaöl:** Sandelholz, Ylang–Ylang, Jasmin, Myrte, Muskateller–Salbei, Schafgarbe, Koriander
- **Eigenschaften:** Bei guter Funktion des zweiten Chakras fließen die Gefühle in harmonischer Weise, und das Handeln ist kreativ. Wir können unsere Gefühle richtig ausdrücken.
- **Körperliche Entsprechung:** Das zweite Chakra ist dem Wasserelement zugeordnet und regiert über den Flüssigkeitshaushalt im Körper – über Blut, Lymphe, Samen und Verdauungssäfte, Fortpflanzungsorgane, Prostata, Dickdarm, Blase und Nieren.
- **Krankheiten:** Reizdarm, Erkrankungen der Fortpflanzungsorgane, Menstruationsbeschwerden, Gefühle werden im Bauch zurückgehalten. Symptome der Unterfunktion: Gefühlskälte, blockierte Empfindungen, Mangel an Selbstachtung, Mangel an Kreativität und schöpferischen Fähigkeiten, Unfruchtbarkeit, zu lange Regelblutungen, aufgetriebener Bauch, Desinteresse am anderen Geschlecht, Ablehnung der Sexualität, sich selbst nicht annehmen können als Mann oder Frau, sich nicht von belastenden Bindungen lösen können.
- **Therapievorschläge zur Unterfunktion:** Die Farbe Orange aktiviert das zweite Chakra. Vor dem Schlafengehen für 15 Minuten einen Karneol zur Harmonisierung auflegen. Bauchtanz- oder Tantrakurse besuchen, in denen man lernt, sich selbst als Mann oder als Frau besser anzunehmen; sich selbst verwöhnen lernen.
- **Symptome der Überfunktion:** übersteigerter Sexualtrieb, sexuelle Exzesse, zwanghafte Kreativität
- **Therapievorschläge zur Überfunktion:** Mit Blau bestrahlen oder entsprechende Heilsteine auflegen.

Das Solarplexus-Chakra

- **Lage:** zwei Fingerbreit oberhalb des Nabels
- **Farbe:** Gelb
- **Heilsteine:** Bernstein, Edeltopas, Citrin, gelbe Jade

- **Aromaöle:** Bergamotte, Rosmarin, Lavendel, Mandarine, Orange, Kamille. Eigenschaften: Wenn das Chakra richtig funktioniert, fühlen wir uns leicht und beschwingt, unsere Persönlichkeit ist ausgeglichen, wir können uns selbst akzeptieren und annehmen. Wir besitzen die Fähigkeit, in uns selbst zu ruhen. Körperliche Entspechungen: Leber, Milz, Magen, Dünndarm, Galle, vegetatives Nervensystem, Bauchspeicheldrüse.
- **Krankheiten:** Krankheiten der Bauchspeicheldrüse, Diabetes, Lebererkrankungen, Gallensteine, Magen- und Darmbeschwerden
- **Symptome der Unterfunktion:** Schwaches Selbstwertgefühl, leicht durch andere zu beeinflussen, fühlt sich schnell erschöpft durch andere Menschen, niedergeschlagen und mutlos, fühlt sich den Anforderungen des Lebens nicht gewachsen, kann die Persönlichkeit nicht frei entfalten.
- **Therapievorschläge bei Unterfunktion:** Wenn Sie sich schnell durch andere Menschen erschöpft fühlen, schützen Sie in Gegenwart anderer den Solarplexus, indem Sie Ihre Hände an dieser Stelle übereinanderkreuzen. Auch das Verschränken der Beine bietet einen gewissen Schutz. Visualisieren Sie abends vor dem Schlafengehen und morgens vor dem Aufstehen gelbes oder goldenes Licht, das Ihr Sonnengeflecht umhüllt und schützt.
- **Symptome der Überfunktion:** Menschen, die an einer Überfunktion leiden, wollen andere beherrschen, leiden unter Nervosität und Reizbarkeit und haben das ständige Gefühl, nie genug Anerkennung zu erhalten. Sie können nicht loslassen und entspannen, wollen alles kontrollieren.
- **Therapievorschläge bei Überfunktion:** Bestrahlen Sie den Solarplexus mit grünem Licht. Üben Sie eine Entspannungstechnik, z. B. autogenes Training.

Das Herzchakra

- **Lage:** in der Höhe des Herzens, in der Mitte der Brust
- **Farbe:** Grün oder Rosa
- **Heilsteine:** Rosenquarz, grüne Jade, Malachit, Aventurin, Smaragd, Kunzit, Turmalin
- **Aromaöle:** Rosenöl, Geranium, Zitronenmelisse, Neroli, Mairose
- **Eigenschaften:** Das Herzchakra ist das Zentrum der Liebe. Durch das Herzzentrum nehmen wir die Schönheit in der Natur, der Kunst, bei uns selbst und bei anderen Menschen wahr. Bei richtigem Funktionieren des Herz-

chakras sind wir mitfühlend und können Liebe und Herzlichkeit weitergeben.

- **Körperliche Entsprechungen:** Herz, Brüste, unterer Lungenbereich, Blut und Blutkreislauf
- **Krankheiten:** alle Erkrankungen von Herz und Immunsystem, Allergien
- **Symptome der Unterfunktion:** Abhängig von der Liebe anderer, sehr verletzbar. Ist das Herzchakra ganz verschlossen, wird ein Mensch gefühlskalt. Er besitzt kein Mitgefühl mehr, wird teilnahmslos und depressiv.
- **Therapievorschläge bei Unterfunktion:** Bestrahlen Sie das Herzchakra mit grünem oder rosafarbenem Licht. Tragen Sie einen Rosenquarz an einem Lederband, so daß der Stein in der Höhe des Herzchakras hängt. Beten Sie oder sprechen Sie positive Affirmationen, versuchen Sie dabei ganz bewußt Ihr Herz zu öffnen. Wünschen Sie sich selbst und anderen alles Gute.
- **Symptome der Überfunktion:** Bei Menschen, die an einer Überfunktion leiden, ist Liebe an Leistung gekoppelt. Sie geben Liebe, können aber nur sehr schlecht Liebe annehmen. Auch das Helfersyndrom ist bei einer Überfunktion keine Seltenheit.
- **Therapievorschläge bei Überfunktion:** Mit blauem Licht bestrahlen oder entsprechende Heilsteine auflegen.

Das Kehlkopfchakra

- **Lage:** in der Mitte des Kehlkopfes
- **Farbe:** Blau
- **Heilsteine:** Aquamarin, Türkis, Chalcedon
- **Aromaöle:** Eukalyptus, Salbei, Cajeput
- **Eigenschaften:** Kommunikation mit der Außenwelt. Wenn das fünfte Chakra gut funktioniert, kann man problemlos seine Gefühle und Gedanken äußern und sich ohne Hemmungen nach außen darstellen. Körperliche Entsprechungen: Hals, Nacken, Kopfbereich, obere Lunge, Speiseröhre, Arme und Schilddrüse
- **Krankheiten:** Über- und Unterfunktion der Schilddrüse, Asthma, Bronchitis, Angina, Emphysem, Erkrankungen der Ohren. Symptome der Unterfunktion: Angst zu reden, Sprachfehler, monotone Stimmlage, traut sich nicht, seine Gedanken richtig auszudrücken, hat Angst, etwas Falsches zu sagen, mangelnde Selbstdarstellung, schüchtern und still, Kloßgefühle im

Hals, alle Symptome der Schilddrüsenunterfunktion, Verspannungen im Hals- und Nackenbereich.

- **Therapievorschläge bei Unterfunktion:** Mit Orange bestrahlen, laut singen oder die Töne ma–me–mi–mo–mu/na–ne–ni–no–nu laut summen, so daß der ganze Halsbereich mitschwingt. Rhetorikkurse besuchen, Gedanken und Gefühle spontan auf eine Kassette sprechen und ab und zu anhören.
- **Symptome der Überfunktion:** muß ständig reden, leere Worte, alle Symptome der Schilddrüsenüberfunktion, Schluckbeschwerden.
- **Therapievorschläge bei Überfunktion:** Mit Blau bestrahlen. Achten Sie vermehrt auf die Qualität und den Tonfall Ihrer Worte, legen Sie täglich für mehrere Minuten einige bewußte Schweigeperioden ein und horchen Sie dann in sich hinein.

Das Stirnchakra

- **Lage:** in der Mitte der Stirn, zwischen den Augen
- **Farbe:** Indigoblau
- **Heilsteine:** Lapislazuli, Sodalith, Diamant, Bergkristall
- **Aromaöle:** Eisenkraut, Pfefferminze
- **Eigenschaften:** Intuition, übersinnliche Wahrnehmung, Hellsichtigkeit, nimmt feinstoffliche Energien wahr, das Begreifen höherer Zusammenhänge. Das Stirnchakra ist bei den meisten Menschen noch unterentwickelt. Wenn es voll entwickelt ist, erlangt man die Fähigkeit des Hellsehens. Körperliche Entsprechungen: Gesicht, Augen, Nase, Ohren, Gehirn, zentrales Nervensystem, Hypophyse
- **Krankheiten:** Migräne, Nasennebenhöhlenerkrankungen, Augenerkrankungen.
- **Symptome der Überfunktion:** Tagträumer, kein Bezug zur Realität, zu stark nach innen gerichtet, überempfindlich gegen Geräusche und Gerüche
- **Therapievorschläge bei Überfunktion:** Mit Orange bestrahlen, darauf achten, bewußt im Hier und Jetzt zu leben, besonders bei alltäglichen Arbeiten.
- **Symptome der Unterfunktion:** Kopflastigkeit, scharfe Analytiker, die alles nur vom Verstand her angehen und nur an das Materielle glauben.
- **Therapievorschläge bei Unterfunktion:** Mit Grün oder Indigoblau bestrahlen. Lernen Sie, Ihre Intuition zu benutzen; versuchen Sie, Ihre Probleme von einer höheren Warte aus zu sehen; meditieren Sie.

- **Lage:** in der Mitte des Kopfes auf dem Scheitel, an der Fontanelle
- **Farbe:** Violett, Weiß oder Gold
- **Heilsteine:** Bergkristall, Amethyst, Opal, Zirkon
- **Aromaöle:** Myrte, Weihrauch, Sandelholz
- **Eigenschaften:** Christus oder Buddha-Natur, Vollendung des Menschen, Öffnung für höhere Bereiche
- **Körperliche Entsprechungen:** Großhirn, Schädeldecke

Das siebte Chakra ist bei den meisten Menschen noch unterentwickelt. Eine Über- oder Unterfunktion wird deshalb nicht beschrieben.

Chakra-Öle

Füllen Sie ein durchsichtiges 50-ml-Fläschchen mit einem Öl Ihrer Wahl. Am besten ist Jojobaöl geeignet, weil es eine lange Haltbarkeit besitzt. Suchen Sie sich nun zum jeweiligen Chakra den Edelstein aus, der Ihnen am besten gefällt, und legen ihn in die Flasche. Natürlich müssen die Edelsteine sehr klein sein, damit sie in die Flasche passen. Zusätzlich können Sie noch 3 Tropfen der ätherischen Öle, die bei den jeweiligen Chakras angegeben werden, hinzufügen. Laden Sie nun die Flasche mit der gewünschten Farbe auf, indem Sie die Flasche in einen farbigen Seidenbeutel legen oder in ein Tuch einwickeln.
Reiben Sie abends und morgens das blockierte Chakra mit diesem Öl ein. Die Chakra-Öle, die im Handel erhältlich sind, werden auf ähnliche Weise hergestellt.

Chakra-Öle

1. Chakra – Hämatit – Patchouli – Farbe Rot
2. Chakra – Karneol – Sandelholz – Farbe Orange
3. Chakra – Bernstein – Orangenöl – Farbe Gelb
4. Chakra – Rosenquarz – Rosenöl – Farbe Rosa
5. Chakra – Türkis – Salbei – Farbe Blau
6. Chakra – Lapislazuli – Pfefferminze – Farbe Indigoblau
7. Chakra – Bergkristall – Myrte – Farbe Violett

Edelsteinmedizin

Einige von uns betrachten das Heilen mit Edelsteinen noch ein wenig skeptisch, weil sie sich nicht vorstellen können, daß Edelsteine je nach ihrer Entstehung kosmische Informationen speichern, die nicht nur den menschlichen Geist stimulieren, sondern auch das feinstoffliche Immunsystem stärken und nähren. Nun ja, unsere Vorfahren konnten sich auch nicht vorstellen, daß es einmal so etwas wie Telefon, Fernsehen und Computer geben würde.
Von Edelsteinen geht eine ganz bestimmte Faszination aus. Daß man mit ihnen auch heilen kann, wußte schon Hildegard von Bingen. Sie empfahl Rezepte, in denen bestimmte Edelsteine in Weiß- oder Rotwein erwärmt und dann schluckweise zur Heilung verabreicht wurden. Auch im Ayurveda hat das Heilen mit Edelsteinen schon seit langer Zeit seinen festen Platz.

Wie funktioniert das Heilen mit Edelsteinen ?

Edelsteine besitzen feine energetische Schwingungen mit heilenden Kräften. Sie ziehen Energien an und geben Energien ab. Das bedeutet auch, daß bestimmte Edelsteine Krankheiten oder negative Energien aus dem Körper und aus der Aura ziehen können. Es ist bekannt, daß bestimmte Edelsteine, die von sehr kranken Menschen getragen werden, nach einiger Zeit ein graues oder schmutziges Aussehen bekommen oder manchmal sogar zerfallen.
Edelsteine wirken in erster Linie auf den Mentalkörper, der Träger unserer Gedanken ist. Durch eine Edelsteintherapie lassen sich auf langsame und sanfte Weise negative mentale Prägungen und verhärtete Denkmuster auflösen.
Edelsteine besitzen feine Schwingungen und geben bestimmte Informationen ab, die das Gleichgewicht zwischen Körper, Geist und Seele wiederherstellen können.
Edelsteine wirken intensiver bei psychischen als bei physischen Beschwerden und Disharmonien. Über das Lösen von mentalen Blockaden werden jedoch auch Krankheiten geheilt. Jede Erkrankung hat ihren Sinn und weist uns auf emotionale oder mentale Blockaden hin. Edelsteine können nicht nur unsere Chakras ausgleichen, reinigen und kräftigen, sie machen uns auch verborgene oder verdrängte Probleme bewußt und helfen uns, alte seelische Schmerzen loszulassen.

Edelsteine setzen einen langsamen Heilungsprozeß in Gang, der je nach Intensität der Beschwerden Monate und Jahre dauern kann. Auch wenn die Edelsteintherapie eine sehr sanfte und ungefährliche Methode ist, kann es durch bestimmte Steine zu einer Überstimulation kommen. Vor allem nachts sollten die Edelsteine nicht mit ins Bett genommen werden. Im Schlaf sind wir besonders offen für die feinen Schwingungen der Steine, und es können bestimmte Reaktionen ausgelöst werden, für die wir unter Umständen noch gar nicht bereit sind.
Ich selbst habe schon oft die Erfahrung gemacht, daß bestimmte Edelsteine, die mit ins Bett genommen werden, zu einem starken Gedankenfluß, zu innerer Unruhe oder zu Schlafstörungen führen können. Vor allem dunkle Steine wie zum Beispiel Onyx oder Hämatit sollten nicht über Nacht in der Nähe des Schlafplatzes liegen. Jeder Mensch reagiert anders auf bestimmte Steine. Wenn Sie sich mit Steinen befassen, bekommen Sie mit der Zeit ein Gespür für ihre Wirkungen. Es gibt Steine, die anregend und aufmunternd wirken, es gibt aber auch Steine, die traurig machen, weil sie auf sanfte Weise seelische Schmerzen bewußt machen und auflösen.
Eine Überstimulation durch Edelsteinketten, die am Halschakra getragen werden, kommt am häufigsten vor. Wenn Sie plötzlich Unruhe oder ein anderes ungewohntes Gefühl wahrnehmen, nehmen Sie die Kette vom Hals und stecken sie in die Hosentasche. Die Zuordnung der Edelsteine nach Sternzeichen halte ich persönlich nicht für besonders sinnvoll. Vielleicht sind Sie ein Stier oder ein Widder, aber in Ihrem Horoskop ist eine sehr dominante Krebsbetonung vorhanden, von der Sie vielleicht gar nichts wissen. Vertrauen Sie besser Ihrer Intuition. Sie werden es genau spüren, wenn Sie sich zu einem bestimmten Stein hingezogen fühlen.

Das Reinigen der Edelsteine

Bevor Sie mit Steinen arbeiten, müssen die Steine zunächst von Fremdschwingungen gereinigt werden. Da Edelsteine Energien anziehen, ist das ganz wichtig, denn Sie wissen nicht, wer vor Ihnen den Edelstein getragen oder angefaßt hat. Kaufen Sie nach Möglichkeit keine Steine aus Rußland, weil diese zu stark belastet sind.
Wenn Sie Steine auf schmerzende Körperstellen legen, sollten sie anschließend ebenfalls wieder gereinigt werden. Neu gekaufte Steine können Sie für eine Viertelstunde unter fließendes Wasser legen und anschließend mehrere Stun-

den lang intensivem Sonnenlicht aussetzen. (Amethyst und Türkis sollten nur mit Wasser gereinigt werden.) Wer möchte, kann seine Steine auch eine Woche lang eingraben und anschließend für einige Stunden in die Sonne legen. Sie können die Steine auch über Nacht in Salz legen. Die Steine müssen ganz mit Salz bedeckt sein. Natürlich können Sie einen Stein auch durch Reiki reinigen, wenn Sie die Technik beherrschen. Zur schnellen Reinigung können Sie einen Stein 30 Minuten lang in Salzwasser legen und ihn anschließend unter fließendem Wasser gründlich abspülen.
Zur Aufbewahrung legen Sie die Steine, die Sie zur Zeit nicht tragen, an einen hellen und freundlichen Platz, aber nicht ins direkte Sonnenlicht. Besonders Edelsteine wie Amethyst und Türkis verlieren recht schnell ihre schöne Farbe.

Welcher Stein ist richtig für Sie?

Jeder Edelstein besitzt seine eigene Heilenergie, die er auf den Menschen übertragen kann. Nicht jeder Stein wirkt bei jeder Person gleich. Jeder Stein hat zwar bestimmte Informationen gespeichert, aber nicht jeder Mensch ist auch bereit, diese Informationen zu empfangen. Der Rosenquarz zum Beispiel besitzt die Schwingung der reinen Liebe und hilft dem Menschen, sich selbst und andere mehr zu lieben und anzunehmen. Wenn ein Mensch jedoch innerlich sehr verhärtet oder verletzt ist, kann er sich dieser Schwingung nicht öffnen. Aus diesem Grund finde ich es wichtig, zunächst einmal Steine zu verwenden, die reinigen oder die negative Energien aus dem Körper ziehen. Deshalb würde ich empfehlen, zu Beginn einer Edelsteinbehandlung einen Bergkristall oder einen Malachit zu verwenden, um Körper, Seele und Geist zu reinigen. Wenn Sie unter starken Schuldgefühlen leiden, tragen Sie zusätzlich einen Lapislazuli. Später können Sie mit ein wenig Sensibilität herausfinden, welchen Stein Sie für Ihre Heilung und Weiterentwicklung brauchen.

Der Kauf eines Edelsteins

Wenn Sie einen Edelstein kaufen möchten, achten Sie darauf, zu welchem Stein Sie sich ganz besonders hingezogen fühlen. Nehmen Sie ihn in die Hand, schließen Sie die Augen und versuchen Sie, seine Schwingung wahrzunehmen. Wenn der Stein für Sie nicht passend ist, werden Sie gar nichts spüren oder vielleicht sogar ein leichtes Unbehagen. Vertrauen Sie Ihrer Intuition, Sie werden sich bestimmt für den richtigen Stein entscheiden. Wenn der Stein, den Sie erworben haben, dennoch nicht zu Ihnen passen sollte, werden Sie ihn wahrscheinlich auf seltsame Weise verlieren, er wird zerbrechen oder er wird Ihnen immer wieder aus der Hosentasche fallen.

Die Wirkung der Edelsteine

Die verschiedenen Heilsteine können auch ganz gezielt auf bestimmte Bereiche unseres Organismus angewandt werden. Letztlich geht es dabei immer wieder darum, Blockaden zu lösen und den Beschwerden von einem ganzheitlichen Standpunkt aus entgegenzutreten.

Heilsteine für die Nerven

▶ Chrysokoll

Der Chrysokoll löst energetische Stauungen im Halsbereich, beruhigt die Nerven, hilft bei Verspannungen, mildert Zorn und Ängste. Er wirkt auf den Hals-Kehlkopf- und Stimmbereich.

▶ Grüne Jade

Jade hat eine beruhigende und harmonisierende Wirkung, hilft Ängste abzubauen, stärkt die Nerven und ist hilfreich bei Schlafstörungen. Jade hat außerdem eine positive Wirkung auf Nieren und Blase.

▶ Hämatit

Der Hämatit ist ein Stein für Menschen, die das Leben nicht richtig genießen können, weil sie in starren und eingefahrenen Denk- und Verhaltensmustern gefangen sind.

Er kann außerdem hilfreich sein bei Schwächezuständen, Erschöpfung, Nervenkrisen und Blutkrankheiten. Der Hämatit besitzt blutreinigende Eigenschaften, wirkt regenerierend und vitalisierend.

Heilsteine für das Herz

▶ Rosenquarz

Der Rosenquarz besitzt die Heilschwingung der reinen Liebe. Krankheiten, die auf seelische Verletzungen zurückzuführen sind, können durch ihn geheilt werden. Wer sehr oft verletzt wurde, neigt dazu, sich zu verschließen. Der Rosenquarz hilft dem Menschen, sich zu öffnen, sich selbst und andere wieder zu lieben.

▶ Rubin

Der Rubin ist ein Heilstein für Herz und Blutkreislauf. Er regt die Durchblutung an und kann auch bei Menstruationsbeschwerden hilfreich sein. Ähnlich wie der Rosenquarz fördert auch der Rubin Gefühle der Liebe und des Mitgefühls. Rubine können auch im Rohzustand verwendet werden.

▶ Rhodochrosit

Ungelöste Konflikte, alte seelische Verletzungen speichern sich im Solarplexus. Das führt dazu, daß die Energien in diesem Bereich nicht mehr richtig in die unteren oder oberen Energiezentren fließen können.
Der Rhodochrosit ist ein Stein für das Sonnengeflecht. Ungelöste Konflikte, die dort gespeichert werden, können sich als Druckgefühl in der Brust, als Herzbeschwerden, aber auch als Magen- und Darmstörungen oder Asthma bemerkbar machen. Durch das regelmäßige Tragen eines Rhodochrosits werden Blockaden abgebaut und ungelöste Konflikte langsam aufgelöst.

Reinigende Steine

▶ Bergkristall

Der Bergkristall galt in vielen Kulturen als heiliger und magischer Stein. Er ist einer der wichtigsten Reinigungssteine. Er kann zur Reinigung und Klärung auf jedes erkrankte oder blockierte Organ oder Chakra gelegt werden. Zum Auflegen verwendet man am besten Schmeichelsteine oder Kristallketten.
Die heilige Hildegard von Bingen empfahl den Bergkristall bei Schilddrüsenüberfunktion.

▶ **Citrin**
Der Citrin kann energetische Blockaden lösen, die sich im Solarplexus festgesetzt haben. Er ist ebenfalls ein wichtiger Reinigungsstein, sowohl im körperlichen als auch im seelisch-geistigen Bereich. Der Citrin fördert die Ausscheidung von Giftstoffen und hilft bei allen Erkrankungen, die durch unreine Körpersäfte entstanden sind.

Steine für den Hals- und Kehlkopfbereich

▶ **Chalcedon**
Der Chalcedon stärkt die verbale Ausdrucksfähigkeit und kann hilfreich bei Redehemmungen und daraus resultierender Schüchternheit sein. Er ist ein Heilstein für das Kehlkopf-Chakra und kann bei allen Störungen im Kehlkopf- und Halsbereich verwendet werden. Auch bei der Raucherentwöhnung soll er helfen. Bei Prüfungen, Vorstellungsgesprächen oder anderen wichtigen Terminen kann er als Schmeichelstein in der Hosentasche getragen werden.

▶ **Türkis**
Der Türkis hat eine ganze Reihe positiver Eigenschaften. Er ist vor allem ein Schutzstein, der negative Energien und Schwingungen fernhält und die Aura schützt. Er stärkt die Atmungsorgane und löst Blockaden im Hals-, Brust- und Herzbereich.
Türkisketten oder Schmeichelsteine sind hilfreich für Menschen, die viel mit anderen zusammenkommen und sich häufig durch andere erschöpft oder ausgelaugt fühlen. Aus diesem Grund ist der Türkis besonders geeignet für Menschen, die in helfenden und heilenden Berufen tätig sind.

▶ **Chrysokoll** (siehe oben)

Erdende Steine

▶ **Achat**
Der Achat ist ein Stein, der mehr Standfestigkeit verleiht und das Gefühl der Erdverbundenheit fördert. Er wird außerdem zur Stärkung der Fortpflanzungsorgane und bei Prostatabeschwerden empfohlen.

▶ **Jaspis, rot**

Der Jaspis stärkt positive Eigenschaften und hilft, mehr Durchhaltevermögen und Standfestigkeit zu entwickeln. Er besitzt eine belebende und kräftigende Wirkung und ist besonders zu empfehlen bei Verdauungsproblemen, Magen-, Darm- und Leberleiden.

▶ **Karneol**

Der Karneol besitzt die Fähigkeit, Blockaden im Körper zu lösen. Außerdem hat er blutreinigende Eigenschaften und kann bei Leber- und Milzstörungen sowie bei Blutarmut verwendet werden.

▶ **Der Moosachat**

Der Moosachat schenkt Ausgeglichenheit und stärkt das Selbstvertrauen. Menschen, die sehr unsicher sind, wenig Selbstvertrauen und Standfestigkeit besitzen, sollten diesen Stein über einen längeren Zeitraum am Körper tragen.

▶ **Schneeflockenobsidian**

Dieser Stein wirkt stärkend und kraftspendend und kann bei allgemeinen Schwächezuständen hilfreich sein. Besonders zu empfehlen ist er für Menschen, die unter Durchblutungsstörungen leiden, häufig kalte Hände und Füße haben und die täglichen Anforderungen des Lebens als lästig oder beängstigend empfinden.

Steine, die negative Energien aus dem Körper ziehen

▶ **Malachit**

Der Malachit ist dafür bekannt, daß er negative oder krankmachende Energien aus dem Körper ziehen kann. Aus diesem Grund kann man ihn auf jedes kranke oder blockierte Chakra legen, das mehr Energie benötigt. Er ist ein Universalstein, wirkt entgiftend und nervenstärkend. Bei fast allen Erkrankungen kann er ergänzend eingesetzt werden. Je größer der Malachit ist, desto kraftvoller ist seine Wirkung.

▶ **Bernstein**

Auch der Bernstein zieht negative Energien aus dem Körper. Er hat stabilisierende und festigende Eigenschaften.

Steine mit kühlender Wirkung

▶ Lapislazuli

Der Lapislazuli kühlt. Er kann bei Entzündungen, Schmerzen, Schwellungen und hohem Blutdruck ergänzend zu anderen Heilmitteln eingesetzt werden. Er stärkt außerdem die Augen und sorgt für einen guten Schlaf.

▶ Mondstein

Auch der Mondstein hat eine kühle Energie. Er beruhigt den Geist und hilft, hitzige Emotionen auszugleichen. Er ist auch hilfreich für Menschen, die unter Voll- oder Neumond leiden.

Edelsteinwasser

Geben Sie einen Stein Ihrer Wahl in ein Glas (möglichst reines Bleikristall) Quellwasser und stellen es für wenigstens 5 Stunden in die Sonne. Das mit Heilschwingungen aufgeladene Wasser über den Tag verteilt schluckweise trinken.

▶ Edelsteintropfen

Um Edelsteintropfen herzustellen, mischen Sie 1 Teil Edelsteinwasser mit 9 Teilen Alkohol und füllen diese Mischung in kleine Flaschen. Nehmen Sie täglich drei- bis viermal 10 Tropfen.

▶ Edelsteinwein

Hildegard von Bingen empfahl folgendes Rezept:
Rot- oder Weißwein wird zusammen mit einem Edelstein Ihrer Wahl – zum Beispiel Rosenquarz und Rotwein bei Herzbeschwerden – leicht erwärmt und langsam getrunken.

▶ Edelsteinkosmetik

Legen Sie einen kleinen Edelstein in Ihre Hautcreme, in Ihr Parfüm oder Duschöl. Die Schwingung des Steins überträgt sich dann über die jeweilige Trägersubstanz auf Ihre Aura. Diese Methode ist nicht zu vergleichen mit der käuflichen Edelsteinkosmetik, bei der durch Spezialverfahren pulverisierte Edelsteinkristalle zu winzigen Partikeln pulverisiert werden.

Um die Aura von negativen Energien zu befreien, können Sie dreimal in der Woche nach dem Duschen den Körper von Kopf bis Fuß mit einem Bergkristall abreiben. Beginnen Sie am Kopf und hören Sie an den Füßen auf. An schmerzenden oder blockierten Stellen machen Sie langsame, kreisförmige Bewegungen mit dem Bergkristall im Uhrzeigersinn.
Vergessen Sie nicht, den Stein nach jeder Behandlung zu reinigen.
Sie können verschiedene Heilsteine auf Ihren Körper legen, um die Aura zu reinigen und die Chakras in ein harmonisches Gleichgewicht zu bringen. Die Edelsteine lösen auf sanfte Weise Blockaden. Legen Sie sich entspannt auf den Rücken, und legen Sie dann die Steine auf blockierte Körperstellen oder Chakras.

Beispiele:
Amethyst – auf den Bereich zwischen den Augenbrauen
Calcedon oder Türkis – auf das Halschakra
Rosenquarz – auf das Herzchakra
Malachit – auf das Sonnengeflecht
Karneol – unterhalb des Nabels
Tigerauge – auf das Schambein

Die Edelsteintherapie läßt sich hervorragend mit anderen Heilmethoden oder Heilmitteln kombinieren. Sie können in jede Kräutertinktur, die Sie herstellen möchten, am letzten Tag noch einen Edelstein legen, um die Wirksamkeit der Tinktur zu ergänzen oder zu erhöhen. (Beispiele siehe Seite 143.)

Die Heilkräfte der Farben

Ähnlich wie die Edelsteine enthalten auch die Farben energetische Schwingungen mit heilenden Kräften. Die Farbtherapie ist in gewisser Weise mit der Musiktherapie zu vergleichen. So wie der Klang einer schönen Melodie unsere Stimmung positiv beeinflussen kann, heitern uns bestimmte Farben auf und versetzen uns in eine optimistische Stimmung. Genauso, wie es in der Musik disharmonische und harte Mißtöne gibt, die uns reizbar, nervös und aggressiv machen können, hat die ständige Wirkung dunkler und schmutziger Farben

eine negative Wirkung auf unser Gemüt und unsere Gesundheit. Trotzdem wird der Einfluß der Farben auf unser Unterbewußtsein von vielen Menschen nur selten empfunden. Eine Farbwahrnehmung löst in unserem Gehirnzentrum eine bestimmte Schwingung aus und beeinflußt uns, meist ohne daß wir es merken, im positiven oder negativen Sinn. Farben können uns aufmuntern, erheitern oder deprimieren. Die Farben, mit denen wir uns umgeben, haben eine langsame, aber stetige Wirkung auf unser Denken, Handeln und Fühlen.
Die Wirkungen der Farben sind inzwischen unbestritten. Viele Farbuntersuchungen haben bewiesen, daß die Menschen auf bestimmte Farben gleich reagieren, und zwar unabhängig von Alter und Kultur. Die Farbe Rot zum Beispiel wirkt auf jeden Menschen stimulierend, anregend und aktivierend, während Grau eine deprimierende und ermüdende Wirkung besitzt.
Die Wirksamkeit der Farben ist leicht nachzuweisen. In Versuchsreihen hat man Personen, die unter Bluthochdruck litten, 25 Minuten lang mit blauem Licht bestrahlt, worauf der Blutdruck sank – jedoch nur kurzfristig. Mit ein wenig Übung kann man erreichen, daß schon bei der Vorstellung der Farbe Blau der Blutdruck sinkt.
So, wie der menschliche Körper Sonnenlicht braucht, um sich wohlzufühlen, benötigen wir auch einen ausgewogenen Farbenhaushalt. Wir nehmen die Farben nicht nur über die Augen auf, sondern auch über die Nahrung und über die Haut. Farben lassen sich sehr gut als ergänzende Heilmittel einsetzen.

▶ Rot, Orange, Gelb und Lemon

Diese Farben kann man bei allen Erschöpfungs-, Schwäche- und Mangelzuständen sowie bei allen Unterfunktionen einsetzen. Sie sind hilfreich, wenn im Körper etwas fehlt oder wenn von etwas zu wenig vorhanden ist. Zum Beispiel bei Blutarmut, niedrigem Blutdruck, Haarausfall, Osteoporose, Verlust der Lebensfreude oder Impotenz.

▶ Blau, Violett und Türkis

Diese Farben sind einsetzbar bei allen Überfunktionen, bei Schmerzen, akuten Entzündungen, wenn etwas zu viel im Körper vorhanden ist oder wächst, zum Beispiel: Fettsucht, Warzen, Tumore, Überbeine, Kropf.

Die Wirkungen der einzelnen Farben

▶ Rot

Wenn Sie mehr Kraft, Energie und Selbstbewußtsein benötigen, unter Blutarmut leiden, zu wenig eigene Körperwärme besitzen oder einen zu niedrigen Blutdruck haben, dann bevorzugen Sie die Farbe Rot. Rot hat wärmende Eigenschaften, regt den Kreislauf und die Bildung der roten Blutkörperchen an, wirkt stimulierend, fördert die Durchblutung, erweitert die Gefäße und regt den Stoffwechsel an. Rot fördert die Aussscheidung und bringt vermehrt Schlacken und Gifte über die Haut an die Oberfläche. Bei Hauterkrankungen kann die Farbe Rot deshalb die Symptome verschlimmern.
Vorsicht: Bei allen entzündlichen Erkrankungen, bei Nervosität, Schlafstörungen und bei Bluthochdruck sollten Sie sparsam mit der Farbe Rot umgehen.

▶ Orange

Orange stimuliert die Drüsentätigkeit, fördert den Stoffwechsel und regt die Atemtätigkeit an. Diese Farbe ist besonders für niedergeschlagene, erschöpfte und depressive Menschen geeignet, die wenig Lebensmut und Selbstvertrauen besitzen.

▶ Gelb

Wer sich mit der Farbe Gelb umgibt, fördert Gefühle der Freude und des Wohlbefindens. Gelb ist eine sehr positive und heitere Farbe, die in eingefahrenen Lebenssituationen dazu beitragen kann, daß man den Schwung für die nötige Änderung herbeiführen kann.
Auf der körperlichen Ebene übt Gelb einen besonderen Einfluß auf die Verdauungsorgane aus, wirkt entgiftend und regt das Lymphsystem an. Diese Farbe unterstützt und fördert außerdem die Funktion von Leber, Magen und Darm.

▶ Grün

Grün ist eine beruhigende und harmonisierende Farbe, die dem Körper und der Seele Ruhe und Erholung schenken kann. Wenn Sie unter einer entzündlichen Erkrankung leiden, wenn sich Stauungen oder Blockaden in Ihrem Körper befinden, wenn Sie unter starker Nervosität leiden, dann sollten Sie die Farbe Grün bevorzugen.

▶ **Blau**

Blau hat eine sehr beruhigende Wirkung, wirkt dämpfend auf den Organismus und setzt die Pulsfrequenz herab. Wer häufig unter starker Reizbarkeit, Nervosität, Unruhe oder Überaktivität leidet, sollte diese Farbe bevorzugen. Auch bei Bluthochdruck, bei Herzneurosen, Hautausschlägen, Verkrampfungen und Entzündungen übt Blau eine lindernde Wirkung aus.

▶ **Violett**

Violett ist die Farbe des Wassermannzeitalters. Rot und Blau ergibt Violett. Rot wird dem männlichen Prinzip zugeordnet, Blau dem weiblichen. Auf einer höheren Ebene verkörpert Violett die mystische Vereinigung der Gegensätze. Violett hat reinigende Eigenschaften, wirkt beruhigend und fördert die Schlafbereitschaft. Diese Farbe kann bei Hautunreinheiten und bei schlechter Beschaffenheit der Körpersäfte eingesetzt werden. Aber auch Personen, die unter bedrückenden und quälenden Gedanken und Gefühlen leiden, können von der Farbe Violett profitieren.

▶ **Lemon**

Die Farbe Lemon kann Stauungen und Blockaden im Körper wieder in Fluß bringen. Sie ist hilfreich bei allen chronischen Beschwerden, aber auch bei einer Erkältung oder Bronchitis.

▶ **Rosa**

Die Farbe Rosa ist hilfreich, wenn Partnerschaftsprobleme oder Liebeskummer das Gemüt belasten und zu psychosomatischen Beschwerden führen. Bei allen Problemen des Herzens kann die Farbe Rosa harmonisierend wirken. Sie ist auch geeignet für Erwachsene oder Kinder, die sich zu sehr abkapseln und ihr Herz vor anderen Menschen verschließen. Die Schwingung der Farbe Rosa wirkt heilend nach Enttäuschungen und Verletzungen, besonders dann, wenn sie mit einem Rosenquarz kombiniert wird.

▶ **Türkis**

Türkis ist die Farbe für Menschen, bei denen der Gefühlsbereich dominiert. Diese Farbe bringt Gefühl und Verstand auf eine harmonische Ebene. Türkis wirkt erfrischend und hilft bei Müdigkeit und Erschöpfungszuständen.

Farbwasser kann ergänzend zu anderen Heilmitteln und Heilweisen eingenommen werden.
Stellen Sie ein Glas Wasser 15 Minuten auf ein farbiges Tuch, oder umhüllen Sie ein Glas Wasser mit farbigem Papier. Es gibt auch spezielle Farblampen zu kaufen, mit denen Sie sich selbst oder Ihre Heilmittel bestrahlen können.
Das Farbwasser wird über den Tag verteilt schluckweise ausgetrunken.

Wie Sie Ihre Heilmittel mit Farben aufladen können

Sie können Heilweine, Tinkturen und Öle mit speziellen Farben aufladen, um die Wirkung dieser Heilmittel zu verstärken. Heilweine, Tinkturen und Öle lassen sich auch gut mit der Edelsteintherapie kombinieren.
Beispiele:

- Beruhigungstropfen können Sie zusätzlich mit der Farbe Blau aufladen und einen Stein aus grüner Jade hinzufügen.
- Lebertropfen können mit der Farbe Gelb und einem Jaspis oder Karneol in ihrer Wirksamkeit verstärkt werden.
- Tropfen gegen Kopfschmerzen können mit der Farbe Türkis und einem Lapislazuli kombiniert werden.
- Warzenheilmittel können mit der Farbe Violett und einem Bergkristall kombiniert werden.
- Heilmittel gegen Verdauungsbeschwerden können mit der Farbe Gelb und einem Jaspis aufgewertet werden.
- Heilmittel gegen Magen- und Darmbeschwerden können mit der Farbe Gelb und einem Citrin oder Jaspis in ihrer Wirksamkeit verstärkt werden.
- Rheumasalben oder -tinkturen können mit der Farbe Grün und dem Heilstein Malachit kombiniert werden.
- Herztropfen, Herzweine oder Kreislauftropfen werden wirkungsvoller, wenn sie mit der Farbe Rot und einem Rosenquarz oder Rubin verstärkt werden.
- Heilmittel gegen Hautunreinheiten können mit der Farbe Blau oder Violett und einem Bergkristall kombiniert werden;
- Erkältungsmittel mit Lemon und einem Türkis; Schmerzmittel mit der Farbe Grün und einem Malachit oder Lapislazuli;

- Schlaf- und Nerventropfen mit Blau oder Violett und einem Lapislazuli;
- Tropfen gegen Depressionen mit Orange, Gelb und einem Onyx, Honigcalcit oder Azurit;
- Heilmittel gegen Verrenkungen und Schwellungen mit Blau oder Indigo und einem Malachit;
- Heilmittel gegen Blutarmut mit der Farbe Rot und einem Hämatit oder Karneol;
- Mittel zur Steigerung der Leistungsfähigkeit mit Rot, Gold und einem Schneeflockenobsidian.

Die Urintherapie

Wer sich für die Urintherapie entscheidet, trägt ständig seine eigene kleine Apotheke mit sich herum. Das ist natürlich eine sehr praktische Angelegenheit, aber noch längst nicht jeder kann sich überwinden, seinen Urin auch zu trinken. Das muß auch gar nicht sein, denn es gibt eine ganze Reihe anderer Möglichkeiten, den Urin gegen bestimmte Beschwerden einzusetzen.
Wenn man erst einmal die heilenden Eigenschaften des Urins kennengelernt hat, findet man es fast schon schade, ihn täglich einfach die Toilette hinunterzuspülen. Urin wirkt nämlich immunstimulierend, stoffwechselaktivierend und entgiftend. Er enthält über 60 wertvolle Wirkstoffe, wie zum Beispiel: Hormone, Mineralstoffe, Vitamine, Enzyme, Aminosäuren, Stoffe, die das Immunsystem stimulieren, außerdem Methylglyoxal – ein Stoff, der Krebszellen angreifen kann; Glukuronsäure und Allantoin – ein Wirkstoff, der wundheilend wirkt. Urin ist nebenwirkungsfrei, immer in Reichweite und vor allem sehr preiswert.

▶ Urin trinken

Wer seinen Urin trinken möchte, sollte das kurmäßig machen. Der Morgenurin (Mittelstrahl) oder zusätzlich der Tagesurin wird wenigstens 4 Wochen und längstens 3 Monate lang getrunken. Danach wird eine Pause von mehreren Monaten eingelegt. Wenn Sie den gesamten Tagesurin trinken, kann es zu leichten Heilkrisen in Form von Durchfällen kommen, weil die Entgiftung des Körpers stark angeregt wird. Wer den gesamten Tagesurin trinken möchte, sollte zusätzlich noch viel Tee oder Mineralwasser trinken.

Kontraindikationen: Wenn Sie starke Medikamente einnehmen, zum Beispiel Schlaf-, Schmerz- oder Beruhigungsmittel, Antibiotika, Kortison oder Psychopharmaka, sollten Sie auf das Urintrinken verzichten und statt dessen den Urin in homöopathischer Zubereitung einnehmen. Auch Personen, die unter einer Geschlechtskrankheit oder an einer bakteriellen Erkrankung des Harnwegsystems leiden, dürfen ihren Urin nicht trinken.

▶ Urineinreibungen

Urineinreibungen sind besonders bei chronischen Erkrankungen, bei Neurodermitis und bei schweren Krankheitsbildern zu empfehlen. Sie können den ganzen Körper oder nur die schmerzenden Glieder mit Urin einreiben. Bei Ganzkörpereinreibungen können Sie vorher die Haut mit einer Naturbürste oder einem Luffaschwamm gründlich massieren, damit die Haut aktiviert wird und die Wirkstoffe des Urins besser aufgenommen werden.
Urinabreibungen regulieren die Stoffwechseltätigkeit der Haut und haben über die Reflexzonen der Haut Auswirkungen auf bestimmte innere Organe. Urinabreibungen sollten über mehrere Wochen jeden Tag durchgeführt werden. Vorsicht: Wenn Sie gleichzeitig Ihren Urin trinken, können starke Heilreaktionen auftreten.

▶ Urinwickel

Kranke Organe, schmerzende Muskelpartien oder Gelenke können nur für Stunden oder über Nacht mit Urinwickel verpackt werden. Diese Wickel sind auch bei Bronchitis, Venenentzündungen und Durchblutungsstörungen hilfreich. Bei akuten Entzündungen stets kühle Urinwickel anlegen, bei Arthrose sind warme Urinwickel, durch Wärmflaschen unterstützt, zu empfehlen.

▶ Gurgeln und Mundspülungen mit Urin

Zum Gurgeln können Sie den Urin pur verwenden oder zur Hälfte mit Tee oder Wasser vermischen. Urinspülungen helfen bei Infektionen im Mund- und Rachenraum, bei Zahnfleischentzündungen und bei Halsentzündungen.

▶ Klistiere

Urinklistiere aktivieren die Ausscheidung über den Darm. Bei Blähungen, Verstopfung, Fehlbesiedlungen des Darms, Pilzbefall und bei entzündlichen Darmerkrankungen können Sie Urinklistiere einsetzen. Die Klistiere können pur oder mit bestimmten Zusätzen verabreicht werden: bei Entzündungen mit

Kamillentee; bei Pilzbefall des Darms mit Knoblauchtinktur.
Kontraindikationen: Nicht bei Colitis ulcerosa, Morbus Crohn oder Darmfisteln anwenden.

▶ Nasentropfen

Nasentropfen aus Urin können Sie bei Erkältungen, allergischem Schnupfen, akuten und chronischen Stirnhöhlenentzündungen und bei trockenen Schleimhäuten anwenden. Tropfen Sie mit einer Pipette (erhältlich in Apotheken) immer nur frischen Urin mehrmals täglich in jedes Nasenloch. Bei einer bakteriellen Infektion der Harnwege dürfen Sie den Urin nicht verwenden!

▶ Urin homöopathisch zubereiten

Vermischen Sie 1 Teelöffel frischen Morgenurin (Mittelstrahl) mit 5 Teelöffeln Alkohol. Dann füllen Sie 1 Teelöffel dieser Mischung mit 9 Teelöffeln Alkohol in eine kleine Flasche mit Tropfverschluß und schütteln das Ganze 10mal kräftig durch. Nun haben Sie die erste Dezimalpotenz, auch D1 genannt.
Wenn Sie nun von der ersten Potenz wieder 1 Teelöffel mit 9 Teelöffeln Alkohol und 10 Schüttelschlägen vermischen, erhalten Sie die zweite Potenz (D2).
Siehe auch Homöopathische Mittel, Seite 100.
Dosierung: dreimal täglich 10 Tropfen.

Der Kombucha-Tee-Pilz

Aus dem Kombucha-Tee-Pilz kann man die unterschiedlichsten Heilmittel herstellen. Der Tee-Pilz, der aussieht wie eine kleine Qualle, gedeiht in einer Zucker-Tee-Nährlösung und wächst ständig nach. Die Symbionten der Kultur vergären den Zucker zu Milchsäure und Alkohol und erzeugen dabei gewisse Stoffwechselprodukte, die für den menschlichen Körper sehr wichtig sind. Bei diesem Fermentationsprozeß verliert der Zucker seine Schädlichkeit. Der Alkoholgehalt in Kombucha ist so gering, daß auch Kinder dieses Getränk ohne Bedenken trinken können.
Schon im alten China wurde Kombucha als Gärgetränk traditionell zur Stärkung und als Heilmittel eingesetzt. Seine ungeheure Wirkungsvielfalt macht ihn auch in der heutigen Zeit immer beliebter. Weil er als Heilgetränk die körpereigenen Abwehrkräfte aktiviert, die Darmtätigkeit anregt, eine gesunde

Darmflora fördert, das Drüsensystem belebt, den Stoffwechsel aktiviert, entgiftend und entschlackend wirkt und die körperliche und geistige Leistungsfähigkeit fördert, kann er bei einer ganzen Reihe unterschiedlicher Erkrankungen eingesetzt werden.

Heilmittel aus Kombucha herstellen

Dieses Heilgetränk ist nicht nur sehr gesund, sondern auch besonders schmackhaft. Aus Kombucha kann man wertvolle Heilgetränke gegen spezielle Erkrankungen herstellen sowie raffinierte und köstliche Getränke, mit denen man seinen Gästen etwas Besonderes und Außergewöhnliches präsentieren kann.

Wer einen Kombucha-Tee-Pilz besitzt, kann ihn auf vielfältige Weise einsetzen. Wenn man ihn mit ausgewählten Kräutern ansetzt und ihn lange genug fermentieren läßt, erhält man einen gesunden Essig, der nicht nur desinfizierend und reinigend wirkt, sondern auch zum Kochen verwendet werden kann. Wer Kombuchaessig mit Wasser verdünnt, erhält ein vorzügliches Schlankheitsmittel. Aus Kombucha kann man außerdem auf einfache und preiswerte Weise sehr wirkungsvolle Kosmetikprodukte herstellen. Zur äußeren Anwendung hilft er bei Hautunreinheiten, Rheuma und Wunden. Große Pilze können direkt auf die schmerzenden Körperstellen gelegt werden.

Wer sich einen Kombuchapilz anschaffen möchte, muß 40 bis 90 DM für ein Exemplar investieren. Wenn Sie jedoch einmal einen Pilz besitzen, können Sie bei guter Pflege sehr lange Freude an ihm haben und Ihren ganzen Freundes- und Bekanntenkreis mit weiteren Ablegern beglücken.

Genaue Informationen zur Kombuchazucht finden Sie in meinem Buch »Kombucha ABC«.

Besondere Heilpflanzen in Haus oder Garten

Züchten Sie die Heilpflanzen, die in Ihrer Nähe nicht wachsen, doch einfach selber. Die besten Anbauanleitungen und Tips für den Heilkräutergarten finden Sie in diesem Kapitel.

Die Papayapflanze – auch gegen Krebs ist ein Kraut gewachsen

Bereits die Aborigines, die Ureinwohner Australiens, die noch im Einklang mit den Naturgesetzen lebten, kannten die vielfältigen Heilwirkungen des Papayabaumes.
Erst gegen Ende des letzten Jahrhunderts gelang es Wissenschaftlern, aus den Blättern und unreifen Früchten des Papayabaumes das eiweißspaltende Enzym Papain zu gewinnen. Das Papain ist ein Teil des Abwehrsystems der Pflanzen gegen Mikroorganismen. Später stellte man fest, daß dieses Enzym auch für den Menschen von großer Bedeutung ist.
In den Jahren 1992 bis 1995 fanden amerikanische Wissenschaftler heraus, daß die Langblatt-Papaya zwei äußerst wirksame Stoffe gegen Tumore besitzt. Nach Untersuchungsergebnissen von Dr. Jerry Mc Laughlin sollen die Wirkstoffe in Papaya millionenmal stärker sein als das stärkste Zytostatikum (Krebsmedikament).
Inzwischen haben viele Krebspatienten mit dem Auskochen von Papayablättern und -stielen oder durch das Einnehmen eines fertigen Papaya–Konzentrates sehr positive Erfahrungen gemacht und empfehlen diese Mittel weiter an andere Krebsleidende.
Nahezu alle Teile des Baumes können zu medizinischen Zwecken genutzt werden. Nicht nur die Blätter und Stiele des Papayabaumes besitzen krebshemmende Wirkstoffe, sondern auch die Schale der Frucht. Die in Papaya enthaltenen Wirkstoffe lösen vielfältige positive Wirkungen im Organismus aus. Sie aktivieren die inneren Heilkräfte des Körpers und können deshalb nicht nur bei Krebs, sondern bei einer ganzen Reihe anderer Erkrankungen eingesetzt werden. Vor allem bei Magen- und Darmerkrankungen, Leberleiden, allgemeinen Stoffwechselstörungen und Hauterkrankungen.

Das Anpflanzen eines kleinen Papayabaumes

Die Papaya ist eine tropische Pflanze, aber auch in unserer Gegend läßt sie sich leicht kultivieren. Wenn Sie einen kleinen Garten haben, einen Balkon oder nur eine schöne große Fensterbank, können Sie Ihren eigenen Papaya-Gesundheitsbaum züchten. Im Grunde ist das ganz einfach. Sie benötigen gute Blumenerde, einen Blumentopf und einige frische Papayakerne, die Sie 2 Zentimeter tief in die Erde stecken. Nach 4 bis 6 Wochen erscheint der erste Sprößling. Innerhalb eines Sommers können Sie schon die ersten Papayablätter zu Heilzwecken verwenden. Wer regelmäßig die Blätter ernten möchte, sollte sich einen kleinen Vorrat an Papayapflanzen anschaffen. Das ist sowieso zu empfehlen, denn nicht alle Pflanzen überstehen den Winter. Leichte Temperaturschwankungen oder ein zugiges und kaltes Fenster lassen eine Papayapflanze im Winter schnell eingehen. In der kalten Jahreszeit sollten die Pflanzen deshalb unbedingt in die Wohnung geholt werden und bei möglichst gleichmäßiger Temperatur gehalten werden. Im Spätherbst verliert die Papaya einige Blätter und macht sich bereit zur Winterruhe. Zu diesem Zeitpunkt können Sie keine Blätter mehr ernten. Die beste Zeit, um Papayakerne einzupflanzen, ist der Frühling. Wenn die Pflanze circa 10 cm hoch gewachsen ist, sollte sie in einen größeren Blumentopf umgepflanzt werden. Die Papaya liebt sauren Boden und hin und wieder etwas organischen Dünger.

Das geheime Rezept der Aborigines gegen Krebs

Wenn Ihnen die Zucht einer kleinen Papayapflanze gelungen ist, können Sie das Papaya-Heilgetränk selbst herstellen. Schneiden Sie 7–8 mittelgroße Papayablätter klein, und bringen Sie diese in 2 Liter Wasser zum Kochen. Die Blätter sollten circa 2 Stunden bei mittlerer Hitze so lange kochen, bis die Hälfte des Wassers verdunstet ist. Nun wird die Brühe abgefiltert und in Glasflaschen gefüllt. Im Kühlschrank ist dieses Heilgetränk 4 bis 5 Tage haltbar. Wenn es wolkig oder trüb wird, können Sie es nicht mehr verwenden.

Trinken Sie dreimal täglich 50 Milliliter von diesem Papayasud. Wenn Sie die Wirkung dieses Getränkes noch steigern möchten, fermentieren Sie Kombucha mit grünem Tee und mit Papayasud. Durch den Fermentationsprozeß erhält der Papayasud eine längere Haltbarkeit, so daß Sie sich einen kleinen Vorrat anlegen können.

▶ **Kombucha mit grünem Tee und Papaya**

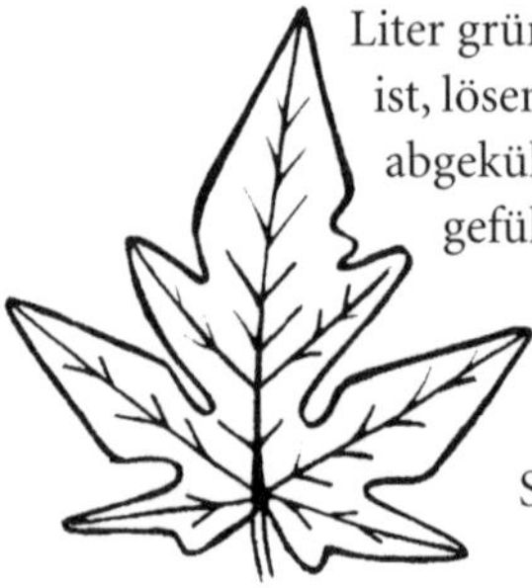

Mischen Sie 1 Liter des gerade beschriebenen Papayablätter–Suds mit 1 Liter grünem Tee aus biologischem Anbau. Solange der Tee noch heiß ist, lösen Sie 140 Gramm Zucker darin auf. Wenn die Teemischungen abgekühlt sind, werden sie in einen großen Porzellan- oder Glaskrug gefüllt. Fügen Sie nun den Kombucha-Tee-Pilz hinzu und decken den Krug mit einer Mullbinde und einem Gummiring ab. Der Tee muß 10 bis 12 Tage gären, wobei der Zucker durch den Fermentationsprozeß umgewandelt wird und seine Schädlichkeit verliert.

▶ **Einfacher Papayatee**

Bei Verdauungsschwäche, Darmträgheit, Blähungen oder Magenschwäche überbrühen Sie 1 Teelöffel getrocknete Papayablätter mit 1 Tasse kochendem Wasser und lassen den Tee 10–15 Minuten ziehen.

▶ **Papayatinktur gegen Magen- und Darmbeschwerden**

1 Handvoll frische und zerstampfte Papayablätter und -stiele
1 Eßlöffel getrocknete Kalmuswurzeln
1 Teelöffel getrocknetes Wermutkraut
1/2 Liter Korn

Alle Zutaten in eine Flasche füllen, 3 Wochen an einem warmen Ort ziehen lassen und dann abfiltern. Nach dem Essen 1 Teelöffel voll mit etwas Wasser einnehmen.

Weitere Informationen zum Thema Papaya finden Sie in meinem Buch »Papaya – Das Krebsheilmittel der Aborigines«.

Die Sonnenblume

Die Heilwirkungen der Sonnenblume sind bei uns relativ unbekannt. In der chinesischen Medizin werden die Blätter, Blüten und Stengel der Sonnenblume bei vielen Beschwerden eingesetzt. Ein Tee aus Blüten, Blättern und Stengeln kann bei Herzschwäche, Rheuma oder bei Magen- und Darmerkrankungen getrunken werden. In den eßbaren Kernen befinden sich die wertvollen

ungesättigten Fettsäuren und Vitamin E. Die frischen Blüten und Stiele der Sonnenblume kann man in der Pfanne mit etwas Butter, Pfeffer und Salz leicht dünsten und als Stärkungsmittel verzehren. Die kleinen, noch geschlossenen Blüten können leicht gedünstet und wie Artischocken in Essig, Pfeffer, Salz und Kräuter eingelegt werden. Wenn Sie die jungen und zarten Blütenblätter der Sonnenblume abzupfen, trocknen und zu Pulver zermahlen, erhalten Sie einen wunderbaren Sonnenblumen–Safran, mit dem Sie Suppen und Nachspeisen gelb färben können.
Fiebersenkender Tee: 1 Eßlöffel Blütenblätter mit 1/2 Liter kochendem Wasser überbrühen und 10 Minuten ziehen lassen. Dreimal täglich 1 Tasse trinken.
Die Sonnenblumensamen können Sie ab April ins Freiland säen. Sie benötigen einen guten Boden und reichhaltigen Dünger. Sie können aber auch in Kübeln gezüchtet werden.

Aloe – die Wundheilpflanze

Aloe ist eine Heilpflanze, die besonders von den karibischen Völkern sehr verehrt wurde, weil es wohl kaum eine Krankheit gab, die nicht mit Aloe behandelt werden konnte.
Noch heute verwenden die Maya-Indianer alle Teile der Aloe. Aus Blättern und Wurzeln stellen sie eine Seife her. Der Saft aus den Stengeln wird innerlich bei Verdauungsbeschwerden und vielen anderen Erkrankungen eingenommen. Äußerlich wird der Aloesaft bei Kopfschmerzen, Verbrennungen und Verletzungen aufgetragen. Nach den neusten Forschungen und Erfahrungen wird Aloe auch bei Augenerkrankungen, Krebs, Aids und multipler Sklerose eingesetzt. Laboruntersuchungen zeigten, daß Aloe das Immunsystem aktiviert, vor allem die Lymphozyten und Monozyten, so daß vermehrt Krebszellen zerstört werden. Aloe ist nicht nur ein Blutreinigungsmittel, das dem Körper bei der Entgiftung hilft, sondern auch ein vorzügliches Schönheitsmittel, das vor allem bei alternder und trockener Haut Feuchtigkeit zuführt und Falten glättet. Für den häuslichen Gebrauch ist der Saft der Aloepflanze eine schnelle Hilfe bei Verbrennungen und Schnittwunden. Er wirkt entzündungshemmend, da er antibiotische Stoffe enthält.
Aloepflanzen sind in fast allen Gärtnereien und Blumenläden erhältlich. Die Aloe ist eine unproblematische Pflanze, die an einem sonnigen Standort mit mäßigem Gießen wunderbar gedeiht.

Die Agave – ein gutes Mittel gegen Fußpilz

Die Agave, die vor allem in Mexiko beheimatet ist, sieht man häufig auch in unseren Gärten. Noch heute nutzen die mexikanischen Indianer alle Teile der Agave zu Heilzwecken. Sie trinken ein Dekokt aus den Wurzeln zur Blutreinigung, der Saft der Blätter wird gegen Fußpilz und zur Wundbehandlung eingesetzt, aus dem Blütenschaft brauen sie einen Wein, den sie Pulque nennen.
Wenn Sie die Agave gegen Fußpilz einsetzen möchten, verwenden Sie nur den Saft der jungen Blätter oder legen angeritzte Blätter auf die betroffenen Stellen.
Die Agave ist eine genügsame Pflanze, die auch auf magerem Boden prächtig gedeiht. Sie ist in Blumen- und Kakteenhandlungen erhältlich.

Weizengras – der Blutreiniger

Weizengrassaft ist ein sehr altes Heilmittel. Bereits bei den Kelten, den mittelamerikanischen Indianern sowie bei chinesischen Heilkundigen war das Weizengras als Blutreinigungsmittel und als Heilmittel gegen viele Erkrankungen sehr beliebt.
Weizengras enthält eine Vielzahl von Vitaminen, Spurenelementen, Mineralstoffen, Aminosäuren sowie wertvolles Chlorophyll, das die Blutqualität verbessert. Durch die Einnahme von Weizengrassaft werden die körpereigenen Abwehrkräfte gestärkt, das Säure-Basen-Verhältnis im Körper wird ausgeglichen, Kalkablagerungen in den Gefäßen werden verhindert, und das Blut wird intensiv gereinigt und entgiftet. Es gibt wohl kaum eine Erkrankung, bei der Weizengrassaft nicht unterstützend eingesetzt werden kann. Bei Fastenkuren oder Diäten ist der Weizengrassaft ein wunderbares Ergänzungsmittel.

Weizengras auf der Fensterbank züchten

Sie benötigen:
- Weizenkörner aus biologischem Anbau
- einige Blumentöpfe
- gute Blumenerde, am besten aus dem Wald oder durch eigene Kompostierung gewonnen
- zum Gießen Regenwasser oder abgekochtes Wasser

- Zunächst werden die Körner 24 Stunden lang in abgekochtem Wasser eingeweicht. Auf 1 Tasse Körner geben Sie 2 Tassen Wasser.
- Die Blumentöpfe werden mit Erde gefüllt und gut angefeuchtet. Dann werden die Weizenkörner auf die Erde gelegt. Das Ganze wird mit einer Plastikfolie abgedeckt. Achten Sie jedoch darauf, daß die Körner genügend Sauerstoff erhalten. Die Blumentöpfe werden nun 3 Tage lang in einen dunklen Raum gestellt. Am vierten Tag wird die Plastikfolie entfernt und die Erde erneut angefeuchtet. Nun können Sie die Blumentöpfe auf die Fensterbank oder an einen anderen hellen und sonnigen Platz stellen.
- Nach circa 6 bis 10 Tagen können Sie mit der Schere das erste Weizengras ernten. Die Gräser sollten etwa 10 Zentimeter hoch sein. Gelbe Gräser werden sorgfältig entfernt.
- Weizengras können Sie kauen oder entsaften. In Reformhäusern werden spezielle Weizengrasentsafter angeboten, die den Saft und die unverdauliche Zellulose voneinander trennen. Mit diesem Entsafter können Sie auch Beeren, Wurzeln oder andere Grünpflanzen entsaften. Die gesundheitliche Wirkung des Saftes ist am größten, wenn er sofort nach dem Entsaften getrunken wird. Natürlich können Sie das Weizengras auch sorgfältig kauen, den Saft schlucken und die harten Grasfasern anschließend ausspucken. In diesem Fall sollten Sie täglich circa 50–70 g Weizengras gründlich auskauen.
- Dosierung: Wichtig ist, daß Sie die Dosierung langsam steigern. Weizengrassaft ist ein hervorragendes Blutreinigungsmittel. Wenn Sie zu Beginn der Kur zu viel Weizengrassaft trinken, werden Ihre Entgiftungsorgane überfordert, was dazu führen kann, daß Sie sich plötzlich krank oder unwohl fühlen. Fangen Sie deshalb unbedingt mit einer niedrigen Dosierung an.
  1. Woche 1–2 Eßlöffel täglich
  2. Woche 100 ml täglich
  3. Woche 200 ml täglich

Noch ein Tip:
Weizengrassaft können Sie auch mit anderen Frischpflanzensäften mischen. Um Leber und Galle zu stärken, können Sie 1 Eßlöffel Löwenzahn- oder Artischockensaft auf 100 ml Weizengrassaft geben.
Um das Herz und Kreislauf zu stärken, geben Sie 1 Eßlöffel Weißdornsaft hinzu (siehe Herstellung von Kräuterpreßsäften, Seite 91).

Die Passionsblume – ein natürliches Schlaf- und Beruhigungsmittel

Die Passionsblume ist sicherlich vielen von Ihnen als attraktive Zimmerpflanze bekannt. Nur wenige wissen, daß sie ein ausgezeichnetes Schlaf- und Beruhigungsmittel ist. Bereits den Azteken und Mayas waren die stärkenden, beruhigenden und stimmungsaufhellenden Eigenschaften dieser Pflanze bekannt. Passionsblumenkraut ist in Kräuterhandlungen und Apotheken erhältlich.

- **Teezubereitung:** Aus den Blüten, Blättern und Stengeln läßt sich ein beruhigender Tee kochen. Setzen Sie circa 10 g Passionsblumenkraut mit einem halben Liter kaltem Wasser auf und lassen das Ganze 10 Minuten leicht köcheln. Für einen leicht beruhigenden Tee können Sie auch einen Aufguß nur aus Blüten und Blättern herstellen. Wirkungsvoller als der Tee ist die Tinktur.
- **Passionsblumentinktur:** 1 Teil Blätter, Blüten und Stengel, 5 Teile Alkohol. 3 Wochen an einem warmen Ort ziehen lassen und dann abseihen. Bei Nervosität oder Schlafstörungen nimmt man 15–30 Tropfen mit etwas Wasser ein. (Je nach Bedarf auch etwas mehr.)

Die Homöopathie kennt die Passionsblume unter dem Namen Passiflora incarnata. Bei Nervosität verwendet man Passiflora D2. Als Einschlafmittel wird es in der Urtinktur verabreicht. 5–20 Tropfen abends einnehmen.

- **Passionskraut rauchen:** In der Pfeife geraucht, hat das Kraut eine beruhigende und schlaffördernde Wirkung.

Anbautips für drinnen

Wer eine Zimmerpflanze zu Heilzwecken züchten möchte, sollte sich den Samen in einer Kräuterhandlung besorgen (siehe Anhang). Die Passionsblumen, die im Blumenhandel angeboten werden, sind meist Kreuzungen und zeigen nicht die gewünschten Heilwirkungen. Die Passionsblume benötigt viel Licht, gutes Wasser und eine ausreichende Nährstoffversorgung. Da sie eine Kletterpflanze ist, braucht sie ein Gitter, an dem sie sich hochranken kann.

Der Stachelmohn (Argemone mexicana) – ein Beruhigungs- und Schmerzmittel

Der Stachelmohn ist ein sehr altes Heilmittel, das bei uns jedoch wenig bekannt ist. Die Mayas betrachteten den Stachelmohn als Universalheilmittel. Noch heute wird in vielen Gebieten Mittel- und Südamerikas der Stachelmohn in der indianischen Volksheilkunde auf verschiedene Weise verwendet. In mexikanischen Krankenhäusern wird der getrocknete Saft der Blütenkapseln sogar offiziell als Heilmittel eingesetzt. Der Stachelmohn wirkt vor allem beruhigend, stimmungsaufhellend und schmerzlindernd. Von den Indianern wurde er auch zur Blutreinigung getrunken.

Stachelmohn-Tee – zur Blutreinigung

1 Teelöffel Blätter mit einer Prise Cayennepfeffer 5 Minuten lang in 1/4 Liter Wasser auskochen; wenn der Tee etwas abgekühlt ist, Honig hinzufügen. 2 Tassen täglich trinken.

- Bei Erkältung, Bronchitis, Herzbeklemmung und Kopfschmerzen gibt man 1 Eßlöffel Blüten und Blätter in 1/4 Liter kaltes Wasser und läßt es 10 Minuten leicht kochen.
- Bei Schmerzen können die Blätter des Stachelmohns ganz langsam und gründlich gekaut werden. Wirkungsvoller ist es, den austretenden Milchsaft der angeritzten Blütenkapseln zu sammeln, zu trocknen und bei Schmerzen zu rauchen.
- Die getrockneten Blätter und Blüten des Stachelmohns können auch als Aphrodisiakum geraucht werden.

Die Samen des Stachelmohns sind durch Blumenhandlungen oder den Kräuter- und Samenversand zu beziehen (siehe Anhang). Gelegentlich ist der Stachelmohn auch als Zierpflanze in Gärtnereien erhältlich. Die Pflanze ist einjährig. Sie hat stachelige Blätter und gelbe Blüten. Wer sie züchten möchte, sollte sich stets einige Samen für das nächste Jahr aufbewahren.
Der Stachelmohn benötigt einen geschützten und sonnigen Platz. Er hat lange Pfahlwurzeln und verträgt das Verpflanzen nicht. Das Kraut wird nach der Blüte geerntet. Alle Pflanzenteile sind zu verwenden.

Der Stechapfel (Datura stramonium) – das Asthmakraut

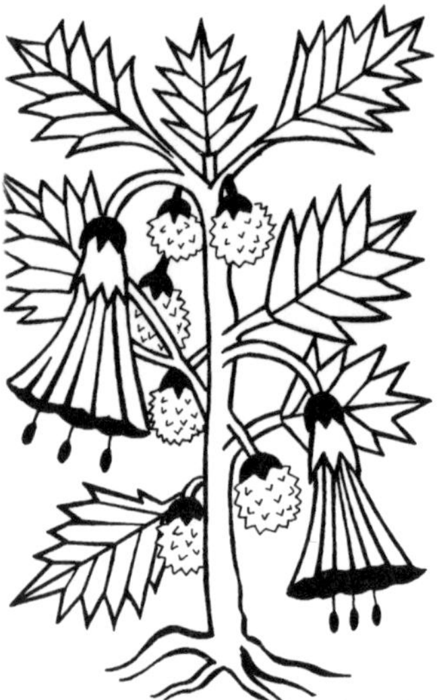

Der Stechapfel gehört zu den magischen Pflanzen. In früheren Zeiten wurden aus diesem Kraut die sogenannten Hexen- und Flugsalben hergestellt. Wer kleine Kinder zu Hause hat, sollte Datura nicht in Haus und Garten anpflanzen, denn sie gehört zu den Nachtschattengewächsen, deren Wurzeln und Samen sehr giftig sind und bei falscher Dosierung sogar tödlich wirken können. Ihre Blätter und Blüten jedoch können zu Heilzwecken verwendet werden. Noch vor 20 Jahren erhielt man Stechapfelzigaretten gegen Asthma rezeptfrei in der Apotheke. Inzwischen sind sie nicht mehr erhältlich, aber es ist recht einfach, sich solche Zigaretten selbst herzustellen.

▶ **Asthma-Zigaretten:** Für eine Asthma–Zigarette oder -pfeife genügt ein getrocknetes Stechapfelblatt. Der Rauch des Stechapfels entkrampft und entspannt sofort die Lungen. Wenn man jedoch bemerkt, daß Mund und Rachen auffällig trocken werden, war die Dosierung zu hoch. Bei leichten asthmatischen Beschwerden können Sie ein Stechapfelblatt mit Salbei, Pfefferminze oder Huflattich mischen. Natürlich sollten diese Zigaretten nur bei asthmatischen Beschwerden geraucht werden und nicht zum täglichen Vergnügen. Stechapfelzigaretten sollen auch bei der Nikotinentwöhnung hilfreich sein. Die Blüten und Blätter des Stechapfels werden als Aphrodisiakum geraucht.

▶ Bei Verstauchungen und rheumatischen Beschwerden kann man frische, in Wasser erhitzte Stechapfelblätter auf die betroffenen Stellen legen.

Die Stechapfelpflanzen sind an ihren stacheligen Früchten leicht zu erkennen. Sie sind einjährig und besitzen wunderschöne, trichterförmige Blüten.
Zum Keimen benötigen die Samen viel Sonne oder Wärme. Vor der Aussaat den Samen 3 bis 4 Tage vorquellen. Falls der Samen nicht keimt, die Körner vorsichtig anritzen. Sie werden 1/2 Zentimeter tief ausgesät und gut feucht gehalten. Ansonsten ist diese Pflanze sehr robust und wächst auf jedem Boden. Sie sollte öfters umgetopft werden, weil sich ihre Wurzeln stark ausbreiten.

Die schmackhafte Kräutermedizin

Viele Heilkräuter sind auch zum Verzehr geeignet, und man kann aus ihnen sehr leckere Gerichte zubereiten, die nicht nur gut schmecken, sondern einen hohen gesundheitlichen Wert besitzen.

▶ Heilkräuterpesto

In Ihrem Garten oder auf einem Spaziergang können Sie von jedem Heilkraut, das Sie finden, eine kleine Menge sammeln. Fügen Sie dann nochmals dieselbe Menge Brennesseln hinzu.
Die Kräuter werden kleingeschnitten und nach Geschmack mit Pfeffer, Salz, Knoblauch und Olivenöl abgeschmeckt. Wer mag, kann auch noch zerkleinerte Pinienkerne, Sonnenblumenkerne und Parmesankäse unterrühren. Ein Eßlöffel pro Person von diesem Kräutermix schmeckt sehr gut zu Gemüse, Nudeln, Kartoffeln, Quark oder Brot. Heilkräuterpesto hält sich eine Woche im Kühlschrank.

▶ Kräutersalz

Mischen Sie 9 Teile Meersalz mit 1 Teil pulverisierter Kräuter, zum Beispiel Majoran, Basilikum, Liebstöckel, Melisse oder Rosmarin.

▶ Wertvolle Salatzusätze

Die meisten Leute geben ein nur wenig Petersilie in die Salatsauce. Das ist doch langweilig. Wenn Sie mit offenen Augen durch die Natur gehen, können Sie eine ganze Reihe wertvoller und gesunder Salatbeigaben sammeln. Bärlauch, Gundelrebe, Kapuzinerkresse, Löwenzahn, Knoblauchsrauke und Gänseblümchen sind neben den üblichen Salatkräutern wertvolle Ergänzungen. Auch die jungen Triebe von Tannen, Kiefern, Lärchen, Buchen, Ahorn oder Birken sind schmackhafte Salatbeigaben.

▶ Weitere Kräuter, die Sie auf Ihrem Spaziergang sammeln können

Eßbare Urpflanzen können mit Blättern, Blüten sowie den Stengeln verzehrt werden.
Dazu gehören: Borretsch, Brennessel, Gänseblümchen, Wiesenlabkraut, Löwenzahn, Moschusmalve, Wegmalve, Sauerampfer, Wiesenschaumkraut, Schlüsselblume, Hirtentäschel, Wiesenbocksbart, Hopfentriebe, Nelkenwurz, Spitzwegerich und Taubnessel.

▶ Kräuterbutter

Aus allen schmackhaften Kräutern, die Sie in der Natur finden, können Sie Kräuterbutter herstellen. Die Kräuter werden kleingehackt, mit der Gabel oder einem Mixer unter die Butter gerührt und mit etwas Pfeffer, Salz und Knoblauch abgeschmeckt. Sehr gut schmeckt auch eine Kräuterbutter, die nur aus Bärlauch hergestellt wird.

▶ Wildkräutercremesuppe

Pflücken Sie auf einem Spaziergang alle Heilkräuter, die Sie mögen. Zum Beispiel Brennessel, Sauerampfer, Löwenzahn (wenig), Gundelrebe, wilder Majoran, junge Spitzwegerichblätter, Sauerampfer, Schafgarbe (wenig), Huflattich, Birkenblätter, Knoblauchsrauke, und, wer mag, Taubnesseln. Aus dem Garten können Sie noch Liebstöckel, Schnittlauch, Zitronenmelisse und Estragon hinzufügen. Je nach Bedarf 1–2 Liter Wasser zum Kochen bringen, ein oder zwei Gemüsebrühwürfel und einige Kartoffeln hinzufügen. Kartoffeln kochen bis sie gar sind, dann die Kräuter hinzufügen und kurz mitkochen lassen. Nun geben Sie noch etwas Sahne, Butter, Gewürze und Muskatnuß hinzu und pürieren die Suppe mit dem Mixer oder Pürierstab zu einer sämigen Cremesuppe. Als Dekoration können Sie einige frische Kräuter, Gänseblümchen oder Borretschblüten verwenden. Natürlich kann diese Suppe auch aus einzelnen Kräutern gekocht werden.

▶ Minispargelersatz

Im Frühjahr, wenn die ersten Hopfentriebe sprießen, können Sie die Spitzen der Hopfentriebe sammeln und ein köstliches Gemüse aus ihnen zubereiten. Die jungen Triebe werden gewaschen, gebündelt, in wenig Wasser gedünstet und dann nur kurz mit etwas Butter in einer Pfanne angebraten und mit Pfeffer, Salz und Muskatnuß abgeschmeckt.

▶ Heilkräuterspinat (für 2 Personen)

1 Schüssel Brennesselblätter
Butter
1 Zwiebel
Salz, Pfeffer, Muskat
2 Eßlöffel Mehl
etwas Sauerrahm oder Crème fraîche

Zwiebeln mit Butter glasig dünsten. Brennesseln waschen und hinzufügen.

Das Ganze wird nun mit wenig Wasser im Topf gedünstet, mit Gewürzen und Sauerrahm abgeschmeckt und mit wenig Mehl oder Saucenbinder bestäubt. Wenn Sie das Rezept verfeinern möchten, können Sie Brennesseln mit frischem Spinat kombinieren, ein paar Rosinen und etwas getrocknete Minze hinzufügen und mit geriebenem Käse überbacken.

▶ Falsche Kapern

Die jungen Knospen von Gänseblümchen oder Samen und Knospen der Kapuzinerkresse können als Kapernersatz zubereitet werden. Nachdem die gewaschenen Knospen gut abgetropft sind, werden sie in ein Marmeladenglas gefüllt und mit Kräuteressig übergossen. Geben Sie noch etwas Dill, Estragon, eine Zwiebel oder Schalotte, Salz und einige Pfefferkörner hinzu. Nun wird das Glas gut verschlossen und in den Kühlschrank gestellt. Nach 1 bis 2 Wochen sind die Kapern fertig.

▶ Löwenzahnwurzelgemüse

5–10 Löwenzahnwurzeln
1 Zwiebel
Kräuter nach Geschmack

Die Wurzeln werden gut gewaschen und in Stücke geschnitten. Die Zwiebeln werden in Butter angebraten, die Wurzeln hinzugefügt und weich gedünstet, mit Gewürzen abgeschmeckt und mit Pellkartoffeln serviert.

▶ Grüne Omeletts

Nehmen Sie Kräuter Ihrer Wahl, Butter, etwas saure Sahne, 2–3 Eier, etwas Mehl, Salz, Pfeffer und etwas Tabasco. Butter oder Öl in der Pfanne erhitzen und die Kräuter darin weich dünsten. Die Eier mit Mehl, saurer Sahne und den übrigen Zutaten verquirlen und in die Pfanne geben.

▶ Ringelblumen-Safran

Wenn Sie die Blütenblätter der Ringelblume abzupfen, trocknen, zu Pulver zerreiben und in gut verschließbaren Gläsern aufbewahren, können Sie die Blätter zum Gelbfärben von Suppen und Nachspeisen verwenden.
Weitere Anregungen: Nachspeisen, Kaltschalen, Salate oder Speisen für den Kindergeburtstag können mit Blüten verziert werden. Eßbar sind die Blüten von Borretsch, Veilchen, Gänseblümchen, Kapuzinerkresse, Lavendel, Ysop, Rosmarin, Salbei und Kornblumen.

Gesunde Getränke

▶ Eichelkaffee
Die Eicheln werden geschält, in erbsengroße Stücke geschnitten und im Backofen mittelbraun geröstet. Anschließend werden sie noch warm im Mörser zerstampft oder in der Kaffeemühle gemahlen und in einem gut verschlossenen Glas aufbewahrt.
Zubereitung: 1 Eßlöffel Pulver mit 1 Tasse kochendem Wasser überbrühen, 3–5 Minuten ziehen lassen und abfiltern. Wer mag, kann etwas Milch hinzufügen. Eichelkaffee ist sehr verträglich, stärkt den ganzen Körper, vor allem aber die Knochen. Er kann auch bei Durchfall, Blutarmut, Verdauungsschwäche und Nervosität getrunken werden.

▶ Leberkräftigender Löwenzahnkaffee
Die Wurzeln des Löwenzahn werden im Herbst ausgegraben und gut getrocknet. Wenn sie völlig durchgetrocknet sind, werden sie unter häufigem Wenden 1 Stunde lang im Backofen bei 180 Grad geröstet. Anschließend werden sie in der Kaffeemühle zu Pulver gemahlen.
Zubereitung: 2 Teelöffel Pulver in 3/4 Liter Wasser 5 Minuten kochen und dann abfiltern.

▶ Holunderblütenlimonade
5 Holunderblütendolden
500 g Zucker oder Rohrzucker
2 Eßlöffel Weinessig
3 1/2 Liter abgekochtes Wasser
2 ungespritzte, kleingeschnittene Zitronen
Alle Zutaten in eine Schüssel geben und 24 Stunden ziehen lassen. Abseihen, in Weinflaschen mit Korkverschluß füllen und möglichst kühl lagern.

▶ Holunderblütenmilch
2 Holunderblütendolden
1/2 Liter Milch
1 Löffel Honig
etwas Vanille
5 Minuten leicht köcheln lassen.

Entspannungsgetränk

250 ml Milch
2–3 Teelöffel Kakaopulver
1 Messerspitze Zimt
1 Messerspitze Kardamom
1 Messerspitze Nelke
Mark einer halben Vanilleschote
etwas Sahne
4 Löffel Honig

Alle Zutaten in einen Topf geben und etwa 5 Minuten leicht kochen lassen. Dieses Getränk führt zu einer wohligen und angenehmen Entspannung und ist eine gute Alternative zum schädlichen Alkohol, der abends häufig zur Entspannung getrunken wird. Wichtig ist, daß Sie reines Kakaopulver verwenden. (Erhältlich in Dritte-Welt-Läden.)

Kinderlimonade

1 Handvoll Linden- und Holunderblüten
300 g Zucker oder Rohrzucker
1 ungespritzte Zitrone
1 kleines Glas Obstessig
2 Liter Hibiskustee oder gekochte Fruchtmischung

Das heiße Teewasser über die Zutaten gießen und 3 Tage durchziehen lassen. Danach abseihen, in Flaschen füllen (Weinflaschen mit Korkverschluß) und gut verschließen. Kühl lagern.

Die kleine Küchenapotheke

Viele einfache Mittel aus der Küche, mit denen Sie fast täglich umgehen, können Sie bei verschiedenen Beschwerden oder Erkrankungen als wirkungsvolle Heilmittel einsetzen. Medizin muß nicht teuer sein oder einen Beipackzettel voller Nebenwirkungen enthalten. Leider hat sich in vielen Köpfen der Gedanke eingeschlichen, daß das Unverständliche und Komplizierte besonders wirkungsvoll sein muß. Zugegeben, manche Medikamente wirken sehr rasch, aber dafür sind sie meist auch besonders schädlich. Die einfachen Mittel helfen auch, sie unterstützen und aktivieren den Körper bei der Selbstheilung auf natürlichem Weg, und das dauert oft ein wenig länger. Alle natürlichen Vorgänge benötigen ihre Zeit und haben ihren eigenen Rhythmus.

Apfelessig

Apfelessig gehört in jede Küchenapotheke, weil man ihn bei vielen Beschwerden und Erkrankungen einsetzen kann. Apfelessig stärkt die körpereigenen Abwehrkräfte, regt den Stoffwechsel an und baut überflüssiges Fett ab. Er wirkt entschlackend, verdauungsfördernd, entwässernd und zügelt den Appetit. Eine Apfelessig-Kur ist besonders zu empfehlen bei rheumatischen Erkrankungen, Übergewicht, Hauterkrankungen, Allergien und bei häufigem Heißhunger auf Süßigkeiten. Er enthält viele Vitamine, Mineralien und Spurenelemente sowie den Ballaststoff Pektin, der die Verdauung fördert und dem Hungergefühl entgegenwirkt.

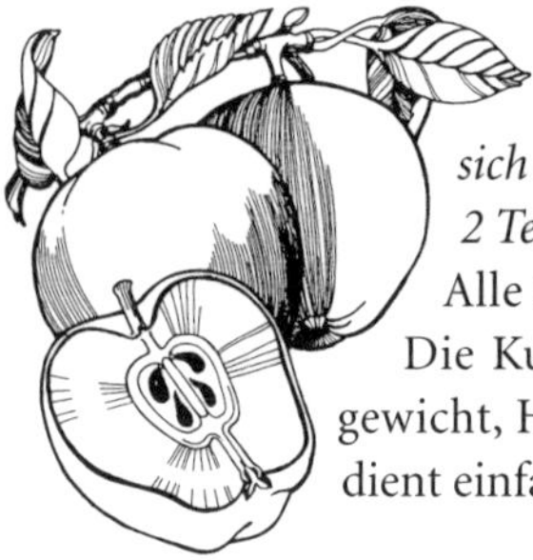

▶ **Apfelessig-Kur:**

0,7 Liter abgekochtes Wasser (muß noch warm sein, damit sich der Honig besser löst), 2 Eßlöffel Honig
2 Teelöffel Apfelessig

Alle Zutaten gut verrühren; dreimal täglich 1/4 Liter trinken. Die Kur dauert 3 Monate und hilft bei Rheuma, Gicht, Übergewicht, Hauterkrankungen, Stoffwechselstörungen, Allergien oder dient einfach zur Kräftigung des Körpers.

Honig

Honig ist ein uraltes Volksheilmittel mit großer Wirkungsvielfalt. Wer einen guten Honig im Haus hat, erspart sich viele teure Medikamente.
Der Honig enthält eine ganze Reihe wertvoller Inhaltsstoffe, die unser Körper dringend benötigt und durch denaturierte Nahrungsmittel meist nicht erhält. Er ist ein wunderbares blutreinigendes Mittel, heilt äußere und innere Geschwüre und Wunden, besitzt eine antiseptische und antibiotische Wirkung. Wenn Honig gekocht wird, verliert er seine keimtötende Wirkung, deshalb sollte er nur kalt verwendet oder in lauwarme Getränke gerührt werden.
Anwendungsgebiete: Äußerlich angewandt ist er ein unschlagbares Mittel

gegen frische Brandwunden, Hautabschürfungen und Hautunreinheiten. Bei Erkältungen kann man Honig verdünnen und als Nasentropfen verwenden, bei Halsentzündungen sind Halswickel mit Honig zu empfehlen.

Knoblauch

Knoblauch steigert die Abwehrkräfte, entgiftet, wirkt entzündungshemmend und desinfizierend, verhindert, daß sich schädliche Ablagerungen in den Gefäßwänden festsetzen und fördert die Fließfähigkeit des Blutes.
Knoblauch ist bei vielen Krankheitsbildern zu empfehlen, vor allem bei Verdauungsschwäche, Arteriosklerose, Bluthochdruck, Altersbeschwerden, Rheuma, Gicht und Krebs. Weil Knoblauch bereits in einer Verdünnung von 1: 125 000 das Wachstum von Bakterien, Pilzen und Hefen hemmt, ist er auch bei Durchfall, Erkältungen, Darmparasiten und Pilzinfektionen einsetzbar.

- **Knoblauchumschläge** sind bei Wunden und Verletzungen hilfreich. Pressen Sie 2–3 Knoblauchzehen aus, und übergießen Sie diese mit 1/2 Liter kochendem Wasser. 10 Minuten ziehen lassen, Leinenlappen eintauchen, auswringen und auf die betroffene Stelle legen.
- Bei Candida albicans helfen kurmäßige Einläufe mit Knoblauchpreßsaft.
- **Knoblauchkur bei Darmparasiten:** 4 Knoblauchzehen auspressen und mit kochender Milch überbrühen. Über Nacht ziehen lassen und morgens auf nüchternen Magen trinken. Die Kur dauert 3 Wochen.
- **Knoblauch als Hühneraugenpflaster:** Schneiden Sie eine Knoblauchzehe so zurecht, daß sie auf das Hühnerauge paßt. Zur besseren Befestigung können Sie ein lockeres Pflaster darüber kleben. Legen Sie jeden Tag eine frische Knoblauchscheibe auf, bis das Hühnerauge verschwunden ist.
- Knoblauchtropfen – siehe Seite 53.
- Knoblauchessig – siehe Seite 78.

Kohl und Kraut

Bei allen eitrigen Prozessen sind Kohl und Kraut wunderbare Heilmittel. Die schwefelreichen Substanzen im Kohl besitzen die Eigenschaften, den Eiter aus dem Körper zu ziehen.
Innerlich wirkt frischer Kohl entgiftend und blutreinigend.

Anwendungsgebiete: Frische Kohlblätter werden mit der Teigrolle etwas geglättet und tagsüber oder über Nacht bei folgenden Beschwerden aufgelegt: Brustentzündungen, Blutergüsse, Geschwüre, eitrige Bronchitiden, Abszesse, Akne, Ekzeme, Lungenentzündung, schlecht heilende Wunden, Blähungen, Magen- und Darmstörungen. Der Kohl wird auf die erkrankte Stelle gelegt, mit Zellstoff bedeckt und mit Mullbinden umwickelt. Bei einer Brustentzündung werden die Kohlblätter in den Büstenhalter gelegt. Vorsicht: Kohlauflagen nicht bei Brustkrebs anwenden!
Bei Magen- und Darmgeschwüren ist eine 4–6wöchige Kur mit Kohl-Preßsaft zu empfehlen (täglich circa 1/2 Liter Kohlsaft in mehrere kleine Portionen aufteilen und schluckweise trinken). Gleichzeitig sollten Sie täglich 3 Tassen Kümmeltee trinken, weil sonst unangenehme Blähungen entstehen können. Bei Verdauungsschwäche können Sie vor jeder Mahlzeit 2 Eßlöffel Sauerkraut essen.

Natron

Störungen des Säure-Basen-Gleichgewichtes sind in der heutigen Zeit weit verbreitet. Eine Übersäuerung des Körpers entsteht durch den Verzehr von zuviel Eiweiß, durch denaturierte Nahrungsmittel, Süßigkeiten, Kaffee, Alkohol und Nikotin. Um eine Gewebeübersäuerung zu vermeiden, sollte man ausreichende Mengen Basenbildner, wie Gemüse, Obst, Kräutertee und frische Kräuter, zu sich nehmen. Natron ist ebenfalls ein Mittel, das basisch wirkt. Eine kurmäßige Anwendung ist zu empfehlen.
Lösen Sie circa 1 Teelöffel Natron in einer großen Flasche Mineralwasser ohne Kohlensäure auf und trinken es verteilt über den Tag. Abends, kurz vor dem Schlafengehen trinken Sie den letzten Rest. Wenn Ihnen der Natrongeschmack unangenehm ist, kaufen Sie sich in der Drogerie Natrontabletten. Nehmen Sie morgens nach dem Frühstück 1 Tablette und abends 1/2 Stunde nach dem Abendessen 2 Tabletten mit reichlich Flüssigkeit.
Natron sollte in keinem Haushalt fehlen. Hülsenfrüchte werden durch die Zugabe von Natron besser verdaulich und wesentlich schneller gar. Bei Übelkeit, Blähungen, Verdauungsstörungen, Sodbrennen oder Alkoholkater nehmen Sie 1/4–1/2 Teelöffel Natron in Wasser aufgelöst ein.
Bei den ersten Anzeichen eines Migräneanfalls lösen Sie einen Teelöffel Natron in einer großen Tasse heißem Wasser auf und trinken es zügig aus. In vielen Fällen setzt nach kurzer Zeit eine Besserung ein.

- **Natronbäder:** Natron ist ein altbewährtes Schönheitsmittel. Schon die alten Ägypter kannten die schönheitsfördernde Wirkung von Natronbädern, die eine verjüngende Wirkung haben. Natron enthärtet das Wasser, fördert die Durchblutung der Haut und erhält ihre jugendliche Spannkraft. Nehmen Sie für ein Vollbad 1 Beutel Natron.
  Bei Sonnenbrand können Sie 1–2 Beutel Natron ins Badewasser geben oder in Natronwasser getauchte Lappen auflegen.

Olivenöl

Das wertvolle Olivenöl kann äußerlich und innerlich angewandt werden. Innerlich angewendet wirkt es leicht abführend, beruhigt entzündete Magen- und Darmschleimhäute, wirkt gegen Magenübersäuerung, senkt den Blutdruck und den Cholesterinspiegel, beugt Herz- und Kreislauferkrankungen vor, wirkt gegen Arteriosklerose und hilft bei Leber- und Gallenleiden. Jeden Morgen 1 Eßlöffel Olivenöl auf nüchternen Magen eingenommen regt die Gallentätigkeit an.

- Äußerlich angewendet erweicht es Verhärtungen, Milchschorf, verkrustete Geschwüre und fördert die Heilung.
  Eine Gesichtsmaske aus Olivenöl, mit Eigelb vermischt, verschönert und glättet die Haut. Olivenöl, mit Zitrone vermischt, ist ein vorzügliches Sonnenschutzmittel.

Quark

Dieses eiweißreiche und schwefelhaltige Milchprodukt wirkt entgiftend und hilft dem Körper, Eiterherde schneller abzubauen.
Anwendungsgebiete: Quarkauflagen sind besonders zu empfehlen bei fiebrigen Erkrankungen, bei Hautausschlägen, Abszessen, Brustdrüseneiterungen, Lungenentzündung, Bronchitiden, Eierstockentzündungen und Gelenkentzündungen.
Der Quark wird direkt auf die Haut aufgetragen und soll so lange einwirken, bis der Brei trocken wird.

Rote Zwiebel

Die Heilkräfte der Zwiebel sind wenig bekannt – unverdientermaßen. Die Zwiebel wirkt desinfizierend, keimtötend, entzündungshemmend, entwässernd, kräftigt das Verdauungssystem, wirkt gegen Darmparasiten, fördert die Durchblutung und reguliert den Blutdruck.

- Äußerlich angewandt ist die Zwiebel ein wunderbares Mittel gegen Insektenstiche, Abszesse und Furunkel.
- Bei Nasenbluten halbiert man eine Zwiebel und legt die eine Hälfte in den Nacken, während man die andere unter die Nase hält und die Dämpfe kräftig inhaliert.
- Warzen können mehrmals täglich mit dem Saft einer aufgeschnittenen roten Zwiebel eingerieben werden.
- Bei Grippe und Erkältungen hilft der Zwiebelschnaps, -sirup oder das Essen von reichlich rohen Zwiebeln.
- Bei Migräne können Umschläge mit kleingehackten Zwiebeln auf die betroffene Stelle gelegt werden.
- Bei Darmparasiten wird eine große Zwiebel kleingehackt und 6 Tage lang in 0,7 Liter Weißwein eingelegt. Jeden Morgen auf nüchternen Magen ein kleines Glas davon trinken, bis die Flasche leer ist. Nach 2 Monaten den Vorgang nochmals wiederholen.
- Bei Durchfallerkrankungen kochen Sie eine Handvoll Zwiebelschalen in 1 Liter Wasser aus und trinken täglich 1/2 Liter von diesem Sud.
- Bei Nieren- und Blasenerkrankungen können Sie eine Zwiebel halbieren und den Nierenbereich mit dem frischen Saft einreiben.
- Mücken können Sie vertreiben, indem Sie eine halbe aufgeschnittene Zwiebel neben das Bett stellen.
- Die feine Zwiebelhülle, die jede einzelne Zwiebelschicht abteilt, kann bei Schnittwunden und anderen Verletzungen als antiseptisches Pflaster verwendet werden.

Senf

Senf gehört zu den Gewürzen, die die Lebensenergien anregen und das Verdauungsfeuer entfachen. Er ist hilfreich bei Verdauungsbeschwerden, Stuhlverstopfung und Übelkeit, macht fette Speisen verträglicher und neutralisiert durch seine bakterienhemmenden Eigenschaften Gifte im Verdauungstrakt. Aber auch äußerlich sind Senfmehlumschläge sehr nützlich. Sie erweitern die Blutgefäße, dadurch wird die Blutzufuhr um ein Viertel gesteigert. Durch seine Schärfe lassen sich heilsame Reaktionen im Inneren des Körpers bewirken, vor allem bei Gelenk-, Muskel- und Nervenschmerzen sowie bei Bronchitiden.

▶ Senfkur

Bei Verdauungsstörungen, Blähungen und Verstopfung dreimal täglich vor dem Essen 1 Teelöffel Senfkörner unzerkaut mit reichlich Flüssigkeit schlucken. Wenn die Verdauung sich normalisiert hat, kann die Dosis auf 1/2 Teelöffel reduziert werden.

▶ Senfmehlwickel

1 Eßlöffel Senfmehl in 2 Liter Wasser einrühren und erwärmen, aber nicht über 45 Grad. 10 Minuten stehen lassen. Danach einen Leinenlappen mit der Flüssigkeit tränken, auswringen und auf die schmerzenden Stellen legen. Zusätzlich mit einem Wolltuch oder einer Wärmflasche abdecken. Nach 10 Minuten, wenn die Haut zu brennen beginnt, die Lappen abnehmen und die Haut mit warmem Wasser reinigen. Lassen Sie den Senfwickel nicht zu lange auf der Haut, da es sonst zu Bläschenbildung führen kann.

▶ Senfbad

250 g Senfmehl ins Badewasser geben. Nicht länger als 10 Minuten baden. Senfbäder regen die Atmung und den Kreislauf an, sie sind sehr zu empfehlen bei Herz-Kreislauf-Erkrankungen, Erkältungen, Bronchitiden und Lungenerkrankungen.
Senffußbad: 80 g Senfmehl auf ein Fußbad geben, bei Kopfschmerzen, Schwindel und Nasenbluten.

Zitrone

Eine Zitrone ist für die meisten Menschen nichts Besonderes. Wenn Sie jedoch von den vielen positiven Eigenschaften der Zitrone erfahren, werden Sie bestimmt anders darüber denken.
Zunächst einmal ist die Zitrone ein natürliches Antibiotikum, das bei Entzündungen und Erkältungen eingesetzt werden kann. Sie wirkt desinfizierend und

ist in der Lage, Bakterien zu vernichten. Versuche haben gezeigt, daß einige Tropfen Zitronenöl innerhalb von 15 Minuten bei einer Auster 92 Prozent der Bakterien vernichten können. Aus diesem Grund werden Fleisch und Fisch, die nicht mehr so frisch aussehen, vor dem Braten mit Zitrone eingerieben. Außerdem wirkt die Zitrone blutstillend, blutbildend, erfrischend, blutdrucksenkend, entschlackend; sie neutralisiert Säuren, stärkt das Nervensystem, verflüssigt das Blut, zerstört Darmparasiten und ist reich an Vitamin C.

Bei vielen Beschwerden ist die Zitrone ein gutes Notfallmittel.

- Bei allen Krämpfen oder Koliken kann man Zitronensaft auf die betroffenen Stellen träufeln. In vielen Fällen hat das eine unglaubliche Wirkung.
- Bei Ohrenschmerzen kann man mehrmals täglich etwas Zitronensaft ins Ohr träufeln.
- Bei Schnupfen vermischt man Zitrone mit Wasser und zieht es durch die Nase ein.
- Bei Wunden kann man die Haut mit Zitronensaft desinfizieren.
- Bei Darmparasiten zerkleinert man die Schale, das Fruchtfleisch, den Saft und die Kerne einer unbehandelten Zitrone und legt das Ganze einige Stunden in Honigwasser ein. Danach wird diese eingelegte Mischung gut ausgepreßt, abgeseiht und vor dem Schlafengehen getrunken. Dieser Vorgang wird so lange wiederholt, bis sich Beschwerdefreiheit einstellt.
- Bei Übergewicht trinkt man 6 Wochen lang jeden Morgen den Saft einer halben Zitrone.
- Bei Depressionen trinkt man täglich den Saft einer Zitrone mit Honigwasser.
- Gegen Nasenbluten kann man etwas Watte mit Zitronensaft betupfen und als Tampon in die Nase stecken.
- Bei starken Pigmentflecken mischt man Zitronensaft mit etwas Salz und reibt die Haut täglich damit ein.
- Bei Verstopfung trinken Sie morgens 1 Teelöffel Natron und 1 Teelöffel Zitronensaft mit viel Wasser auf nüchternen Magen. Meist setzt die Verdauung dann schon nach 15–30 Minuten ein. Diese Verdauungshilfe sollten Sie natürlich nicht täglich in Anspruch nehmen.
- Eine verfaulte Zitrone vertreibt Ameisen in Haus und Garten.
- Wenn Sie den Saft einer Zitrone mit etwas Salz so lange schütteln, bis er milchig wird, haben Sie ein gutes Mittel gegen Übergewicht und Rheuma.

Die Gewürzmedizin

Wenn Sie die Heilkräfte der Gewürze bisher noch nicht kennnengelernt haben, dann liegt es wahrscheinlich daran, daß Sie bereits gemahlene und qualitativ minderwertige Gewürze verwendet haben. Die Gewürze, die in Supermärkten oder auf Wochenmärkten erhältlich sind, können zum Würzen der Speisen verwendet werden, für Heilzwecke sind sie jedoch nicht geeignet.
Wenn Sie die Heilkräfte der Gewürze entdecken und voll auskosten möchten, kaufen Sie nur Gewürze von guter Qualität im Reformhaus oder in der Apotheke. Ganz wichtig ist, daß Sie die Gewürze ungemahlen kaufen und in dunklen, gut verschlossenen Behältern an einem nicht zu warmen Ort aufbewahren. Bei Bedarf können Sie die Gewürze mit einem Mörser zerstampfen oder mit einer Pfeffermühle zerkleinern. Es gibt auch spezielle elektrische Gewürzmühlen zu kaufen.
Gewürze sind einfache und angenehme Heilmittel. Während wir uns überwinden müssen, eine bitter schmeckende Medizin zu schlucken, haben die Gewürze durch ihren angenehmen Geruch und Geschmack mehr den Charakter eines angenehmen Genußmittels. Aus Gewürzen kann man Tee kochen, Tropfen oder Öle herstellen, und natürlich kann man sie auch zum Kochen verwenden. Gewürze wirken sich nicht nur positiv auf den gesamten Verdauungstrakt aus, sondern auch auf den geistig-seelischen Bereich.

Gegenanzeigen: Scharfe Gewürze dürfen nicht bei entzündlichen Magen- und Darmerkrankungen oder bei Infektionen der Harnwege und Erkrankungen der Nieren verwendet werden.
Die Gewürzmedizin ist besonders für Menschen geeignet, die unter einem niedrigen Blutdruck leiden und wenig Appetit besitzen. Auch bei Vitalitätsschwäche und sexuellen Unlustgefühlen ist die Gewürzmedizin sehr zu empfehlen. Gewürze beleben Körper und Geist, sie regen den Appetit an, erwärmen den Körper, entfachen das Verdauungsfeuer und steigern die Geschlechtslust.

▶ Gewürztee
Wenn nichts anderes angegeben, nehmen Sie 1/2 Teelöffel frisch gemahlenes Gewürz und überbrühen es mit 1 Tasse kochendem Wasser. 10 Minuten ziehenlassen und dann abseihen.

▶ Gewürztropfen
1 Teil Gewürz zu feinem Pulver zermahlen und 5 Teile 40prozentigen Alkohol dazugeben. Gut vermischen und an einem warmen Ort 3 bis 4 Wochen lang stehen lassen. Hin und wieder kräftig schütteln.

▶ Homöopathisch zubereitete Gewürztropfen
Zubereitung siehe selbsthergestellte homöopathische Mittel Seite 100.

Die wichtigsten Gewürze

Anis (Pimpinella anisum)

- **Eigenschaften:** krampflösend, magenstärkend, verdauungsanregend, entzündungshemmend, schlaffördernd bei streßbedingter Unruhe.

- **Anwendungsgebiete:** Wirkt gegen Blähungen, bei nervösen Verdauungsbeschwerden, bei Magen-Darm-Koliken, bei Verschleimungen der Atemwege, bei Erkältungen und Reizhusten.

- **Anwendungsarten:**
  Gewürztee: 1 Teelöffel auf 1 Tasse kochendes Wasser. 10 Minuten ziehen lassen und abseihen. Zweimal täglich nach den Mahlzeiten 1 Tasse trinken.
  Gewürztropfen: 10 Tropfen in etwas Wasser einnehmen. Anistropfen helfen auch vor dem Schlafengehen bei nervöser Unruhe.

Vorsicht: Nicht länger als 4 Wochen und nicht in hohen Dosierungen einnehmen. Nicht in der Schwangerschaft und Stillzeit.

Bockshornklee – Trigonella foenum-graecum

▶ Eigenschaften: appetitanregend, kräftigend, blutbildend, stoffwechselanregend, leberkräftigend, schleimlösend, wirkt positiv auf den Hormonhaushalt.

▶ Anwendungsgebiete: bei körperlichen oder nervlichen Erschöpfungszuständen, Gewichtsverlust, wie bei Krebskachexie, bei Husten und Bronchitis.

▶ **Anwendungsarten:**
Tee: 1 Eßlöffel Bockshornkleesamen in 1 Tasse Wasser einrühren und 6 Stunden stehenlassen, danach zum Sieden bringen, einmal kurz aufkochen lassen und sofort abgießen. Dreimal täglich 1 Tasse trinken.
Praktischer ist es, wenn Sie drei- bis viermal täglich einen 1/2 Teelöffel Bockshornkleesamen unter die Speisen rühren.
Bei körperlicher Schwäche oder Abmagerung nehmen Sie 2 Teelöffel Samenpulver, 2 Teelöffel Honig und 1 Teelöffel Butter und verwenden diesen vermischten Brei als Brotaufstrich (dreimal täglich).

Vorsicht: Nicht in der Schwangerschaft einnehmen!

Cayennepfeffer (Capsicum anuum)

Cayennepfeffer gehört zu den stärksten energiegebenden und anregenden Gewürzen. In sehr heißen Ländern, in denen das Fleisch und bestimmte Lebensmittel schnell verderben, würzen die Leute ihr Essen häufig sehr scharf und benutzen vor allem auch Cayennepfeffer, um den Darm zu desinfizieren und vor Parasitenbefall zu schützen.

▶ **Eigenschaften:** Der Cayennepfeffer reingt den Dickdarm, vernichtet Darmparasiten, macht die Nahrung besser verdaulich, wirkt durchblutungsfördernd, schweißtreibend, regt den Appetit an und hat eine positive Wirkung auf die Bauchspeicheldrüse.
An Cayennepfeffer sollte man sich langsam gewöhnen. Wenn er plötzlich in zu großen Mengen verzehrt wird, kann das zu Reizungen der Magen- und Darmschleimhaut und zu starken Durchfällen führen.

▶ **Anwendungsgebiete:** Cayennepfeffer ist besonders geeignet für kreislaufschwache, blasse und antriebsarme Menschen, die wenig eigene Körperwärme besitzen oder unter Durchblutungsstörungen leiden. Auch für schüchterne und gehemmte Menschen, die unter Berührungsängsten oder sexuellen Hemmungen leiden, ist Cayennepfeffer das richtige Gewürz.

▶ **Anwendungsarten:**
Cayennepfeffer-Tee: 1 Messerspitze Pulver in Kräutertee einrühren.
Cayennepfeffer-Tropfen: Zur Kreislaufanregung 5–7 Tropfen morgens nach

dem Frühstück einnehmen. Bei Schüchternheit und Hemmungen nimmt man dreimal 5 Tropfen täglich über einen längeren Zeitraum ein. Zusätzlich können die Speisen regelmäßig mit Cayennepfeffer gewürzt werden. Bei Husten, Erkältungen oder Fieber rührt man in 1 Tasse Holunderblütentee 1 Messerspitze Cayennepfeffer ein.

Galanga (Kaemferia galanga)

Galanga ist eine südostasiatische Gewürz- und Heilpflanze.
Gemahlenes Galangapulver ist recht preisgünstig in asiatischen Lebensmittelgeschäften unter dem Namen Galanga, Laos, Khaa oder Thai-Ingwer erhältlich.

- **Eigenschaften:** Leicht blähungsvermindernd und verdauungsfördernd, verbessert die Konzentrationsfähigkeit und führt zu einer erstaunlichen Klarheit der Gedanken.

- **Anwendungsarten:** Bei Konzentrations- und Vitalitätsschwäche können Sie 1 Teelöffel Pulver mit 1 Tasse heißem Wasser überbrühen, 5 Minuten ziehen lassen, abseihen und mit etwas Honig verfeinern. Viele Menschen empfinden es als angenehmer, Galanga über Joghurt oder Reis zu streuen.

Vorsicht: Größere Mengen können zu rauschähnlichen Zuständen führen.

Gewürznelken (Eugenia caryophyllata)

Lange Zeit wurde die Nelke als Wundermittel betrachtet. Es ist noch gar nicht lange her, da wurden die antiseptischen Eigenschaften der Nelke zur Desinfizierung der Hände in Krankenhäusern und Arztpraxen genutzt. Vor allem aber ist die Nelke ein natürliches Schmerzmittel.

- **Eigenschaften:** Sie besitzt antiseptische, krampflösende Eigenschaften und verhindert Gärungen im Magen. Sie macht die Speisen bekömmlicher und fördert die Erwärmung des Körpers, deshalb ist sie ein ideales Gewürz für kalte Jahreszeiten.

- **Anwendungsgebiete:** Die Nelke hilft bei Verdauungsbeschwerden, Darmparasiten und Blähungen. Durch ihre keimtötende Wirkung lindert sie Zahnschmerzen, Erkältungen sowie Infektionen im Mund- und Rachenraum.

- **Anwendungsarten:**
  Bei Zahnschmerzen legt man einfach ein in Nelkenöl getauchtes Stück Watte an die erkrankte Stelle.
  Nelkenöl: Geben Sie 10 Nelken in circa 4–5 Eßlöffel Olivenöl und kochen das Nelkenöl auf kleiner Stufe einige Zeit aus. Wenn das Öl abgekühlt ist, in eine kleine Flasche füllen. Da die Nelken im Öl bleiben, wird das Öl mit der Zeit immer wirksamer. Wenn Nelkenöl äußerlich angewandt wird, vertreibt es lästige Mücken. Auch eine Orange, mit Nelken gespickt und neben das Bett gestellt, hält Insekten fern. Bei Schmerzen können Sie 4 Gewürznelken zerstampfen, mit 1 Tasse kochendem Wasser überbrühen und 20 Minuten ziehen lassen. 2mal täglich 1 Tasse auf nüchternen Magen trinken.

Ingwer (Zingiber officinarum)

Für alle, die unter Verdauungsbeschwerden oder an Magen- und Darmproblemen leiden, ist Ingwer ein preiswertes und gesundes Heilmittel. Ingwer kann in frischer oder getrockneter Form verwendet werden. Der getrocknete Ingwer ist allerdings etwas wirksamer.

- **Eigenschaften:** Ingwer regt die Verdauungssäfte an, wärmt den Magen, fördert die Durchblutung, neutralisiert Gifte, regt den Appetit an und wirkt schweißtreibend.

- **Anwendungsgebiete:** Magen- und Darmbeschwerden, Reiseübelkeit, Erkältungen und Kopfschmerzen.

- **Anwendungsarten:**
  Bei Magen- und Darmbeschwerden lösen Sie 1–1 1/2 Teelöffel Ingwer mit 1 Teelöffel Honig in warmem Wasser auf. Bei Übelkeit, Reisekrankheit oder Erkältungen helfen kandierte Ingwerstückchen (Reformhaus).
  Bei wetterbedingten Kopfschmerzen hilft es häufig, wenn man frischen oder getrockneten Ingwer kaut (Vorsicht, sehr scharf).

Kalmus (Acorus calmus)

- **Eigenschaften:** appetitanregend, verdauungsfördernd, blähungswidrig, gallenflußanregend, blutbildend und gewebereinigend.

- **Anwendungsgebiete:** Magen- und Darmbeschwerden, Übersäuerung des Magens, Blähungen, Völlegefühl, Erkrankungen der Bauchspeicheldrüse und der Leber.

- **Anwendungsarten:**
  Kalmustee: 1 Teelöffel Wurzeln in 1 Tasse kaltem Wasser ansetzen und über Nacht stehenlassen. Am nächsten Morgen abseihen. Vor und nach den Mahlzeiten 1–2 Schluck trinken (kurmäßig 3 Wochen lang).
  Das Kauen der Wurzel hilft bei Zahnfleischentzündungen und bei der Nikotinentwöhnung. Aufgeschnupftes Kalmuspulver macht den Kopf klar und vertreibt Kopfschmerzen.
  Kalmustropfen: dreimal täglich 8–10 Tropfen einnehmen.

Koriander (Coriandrum sativum)

- **Eigenschaften:** appetitanregend, verdauungsfördernd, blähungswidrig, harntreibend.

- **Anwendungsgebiete:** Schwächezustände, Migräne, Mundgeruch, Verdauungsschwäche.

- **Anwendungsarten:**
  Bei Mundgeruch 2mal täglich 1/2 Teelöffel Samen zerkauen, gut einspeicheln und dann ausspucken.
  Koriandertee ist besonders zu empfehlen bei Migräne und Verdauungsbeschwerden. 1 Eßlöffel Koriandersamen zerstampfen und mit 1/2 Liter Wasser zum Kochen bringen. 15 Minuten lang auf niedriger Stufe köcheln lassen. Abseihen und zweimal täglich 1 Tasse davon trinken.

Kümmel (Cavum carvi)

- **Eigenschaften:** krampflösend, blähungswidrig, schleimlösend, desinfiziert Magen und Darm.

- **Anwendungsgebiete:** Blähungen, Magen- und Darmbeschwerden, Magenkoliken, Bronchitis, Mundgeruch, Durchfall, Appetitlosigkeit, Völlegefühl, Verdauungsbeschwerden.

- **Anwendungsarten:** Bei Blähungen, Mundgeruch und Verdauungsbeschwerden die Samen kauen, gut einspeicheln und dann ausspucken.
  Kümmeltee: 1 Teelöffel Samen zerstoßen und mit 1 Tasse kochendem Wasser überbrühen. 15 Minuten ziehen lassen. Geben Sie bei Darmerkrankungen 1 Messerspitze gemahlenen Kümmel in ein Glas Buttermilch.

Kurkuma (Curcuma longa)

- **Eigenschaften:** blut- und leberreinigend, verdauungsfördernd, blähungswidrig, entzündungshemmend, hautreinigend.

- **Anwendungsgebiete:** Kurkuma ist ein Leber- und Gallentherapeutikum sowie ein pflanzliches Anregungsmittel. Es hilft bei Hauterkrankungen, Leistungsschwäche und allgemeinen Verdauungsstörungen.

- **Anwendungsarten:** Bei Magen-, Darm-, Leber- und Gallenbeschwerden 1 Messerspitze Kurkuma in 1 Tasse Gemüsebrühe, Tee oder heiße Milch einrühren. Einmal täglich vor der Hauptmahlzeit trinken. Bei Halsschmerzen 1 knappen Teelöffel Kurkuma und 1/2 Teelöffel Salz in heißes Wasser geben und mit dieser Mischung gurgeln.
  Kurkuma-Maske bei unreiner Haut: Kurkuma mit warmem Wasser oder Öl zu einem Brei verrühren, auf Gesicht und Hals auftragen und 15 Minuten einwirken lassen.
  Schwellungen: 1 Teelöffel Kurkuma und 2 Messerspitzen Salz mit etwas Wasser zu einem Brei verrühren und auf die erkrankte Stelle auftragen.

Paprika (Capsicum annuum)

▶ **Eigenschaften:** anregend, verdauungsfördernd, kreislaufbelebend.

▶ **Anwendungsgebiete:** Paprika ist ein anregendes Gewürz, das besonders für schwächliche und ängstliche Personen zu empfehlen ist, die Angst vor unbekannten Dingen haben. Auch für Menschen, die unter sexuellen Schwächen oder Unlustgefühlen leiden, ist Paprika ein anregendes Mittel.

▶ **Anwendungsarten:**
Paprikatee: 1 Messerspitze Paprika in 1 Tasse heißen Tee rühren. Täglich die Speisen damit würzen. Bei Vitalitätsschwäche öfter einen Tomatensaft mit Paprika und Cayennepfeffer trinken.
Tropfen: dreimal täglich 5 Tropfen.

Pfeffer (Piper nigrum)

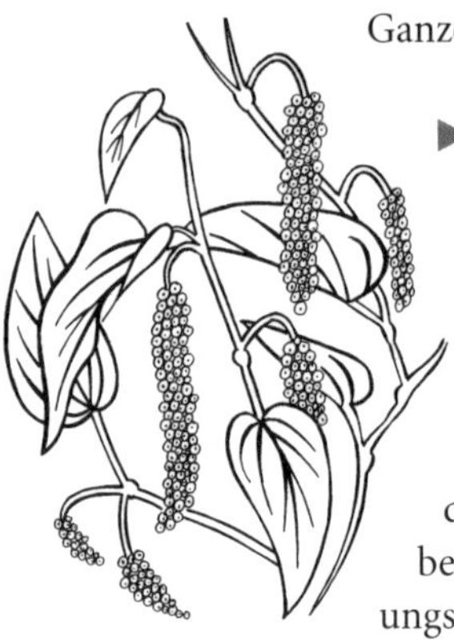

Ganze Körner kaufen und bei Bedarf frisch mahlen.

▶ **Eigenschaften:** anregend, schleimlösend, kreislaufstimulierend, krampflösend, verdauungsfördernd, schmerzlindernd und appetitanregend.

▶ **Anwendungsgebiete:** Bei Erkrankungen oder Beschwerden, bei denen zu wenig Energie oder Wärme im Körper vorhanden ist, kann Pfeffer eingesetzt werden. Pfeffer regt die Lebens- und Sexualkräfte an und ist außerdem hilfreich bei Husten, Schnupfen, Erkältungen, Kopfschmerzen, Verdauungsbeschwerden, Schwächezuständen und Übelkeit.

▶ **Anwendungsarten:**
Bei Erkältungen alle 3 Stunden 2 grüne Pfefferkörner kauen.
Bei Übelkeit 1 schwarzes Pfefferkorn zerkauen.
Bei Schmerzen 5–7 Pfeffertropfen einnehmen. Vor dem Hinunterschlucken kurze Zeit im Mund behalten. In der Homöopathie verwendet man Piper nigrum D1 bis D3 bei Blähungen, Völlegefühl oder aufgetriebenem Bauch.

Vanille (Vanilla planifolia)

Vanille ist ein Gewürz, das vor allem im geistig-seelischen Bereich wirkt. Es ist ein warmes und sinnliches Gewürz, das die Seele beflügelt wie ein gutes Musikstück oder Kunstwerk. Vanille ist außerdem ein leichtes Aphrodisiakum. Als Heilgewürz ist Vanille besonders geeignet für Kopfmenschen und harte Realisten, die ihren Gefühlen, Träumen und Fantasien zu wenig Beachtung schenken. Vanille fördert die Sinnlichkeit und die Lust am Träumen.

► **Anwendungsarten:**
Kratzen Sie das Mark aus einer Vanillestange, geben es in eine kleine Flasche und gießen 100 ml 70prozentigen Alkohol hinzu. Nach 3 Wochen abfiltern. Diese Tropfen mit Wasser verdünnt einnehmen bei sexueller Erschöpfung, sexuellem Desinteresse und bei zu schwacher Menstruation (dreimal täglich 8–10 Tropfen).

Zimt (Cinnamonium zeylanicum)

► **Eigenschaften:** Zimt ist ein vielseitiges Gewürz, das die Verdauung anregt, Spannungen löst, die Durchblutung fördert, das Gewebe stärkt, den Körper entgiftet, fäulnishemmend, magenstärkend, krampflösend, schweißtreibend und kreislaufanregend wirkt. Es darf jedoch nur in kleinen Mengen verwendet werden.

► **Anwendungsgebiete:** Verdauungsbeschwerden, Blähungen, Magenschwäche, Erkältungskrankheiten, allgemeine Schwächezustände, Impotenz, Herzschwäche, Darmparasiten.

► **Anwendungsarten:** Bei den ersten Anzeichen einer Erkältung nehmen Sie ein Glas Wein oder Wasser und kochen darin 3 Minuten lang ein Stück Zimt und eine Gewürznelke aus. Das Ganze muß nun noch 20 Minuten bei geschlossenem Topf ziehen. Zum Schluß geben Sie noch den Saft einer Zitrone und einen Eßlöffel Honig hinzu. Sehr zu empfehlen ist außerdem die anregende Zimttinktur (siehe Tropfen Seite 56).
Cinnamonium D2 hilft bei Nasenbluten, Blutungen aus dem Darm und bei zu starker Menstruation (dreimal täglich 8 Tropfen).

Krankheiten von A–Z

▶ Akne

Hauttee (Seite 72); Hauttropfen (Seite 56); Brennesselpulver (Seite 84); Hautöl gegen Akne und Hautunreinheiten (Seite 63); Pulver für eine schöne Haut (Seite 83); bei entzündeten Pickeln Chamomilla D4 (Seite 104); Salbeitee äußerlich – zieht große Poren zusammen; Gesichtsmasken mit Naturhonig; Kohlauflagen; Bockshornkleesamen oder Kurkuma-Gesichtsmasken; Gesichtswasser aus Kräutern (Seite 68); Zitrone desinfiziert die Haut; Königskerzenhonig (Seite 75); Heilfarbe Violett oder violettes Farbwasser (Seite 143).

▶ Allergien

Siehe homöopathische Heuschnupfenmittel (Seite 101); Apfelessig (Seite 162); 100 ml Weizengrassaft täglich (Seite 152); Heilstein Lapislazuli (Seite 138).

▶ Angstzustände (nächtlich, bei Kindern)

Kräuterbäder vor dem Schlafengehen, zum Beispiel: Hopfen, Melisse, Kamille, Lavendel oder Lindenblüten (Seite 63).
Körpereinreibungen mit Rotöl, besonders den Bauchraum massieren (Seite 60). 1/2 Stunde vor dem Schlafengehen Johanniskrauttee mit Honig trinken. Zur Beruhigung ein Kräuterkissen auflegen (Seite 88); Räucherungen mit Lavendel (Seite 93); Bach-Blüten – Mimulus oder Aspen (Seite 111-115).

▶ Ängste bei Erwachsenen

Johanniskrautwein (Seite 41); Baldrianwurzeltropfen (Seite 58); Kava-Kava (Seite 85); Kräuterkissen (Seite 88); Baldrianblüten-Tropfen (Seite 116); Bach-Blüten Aspen und Mimulus (Seite 111–115); ausgiebige Spaziergänge durch Nadelwälder (Seite 118); Heilfarben Rot, Orange und Gelb (Seite 143); erstes Chakra behandeln (Seite 125); Heilstein Moosachat (Seite 137).

▶ Appetitlosigkeit

appetitanregender Tee (Seite 72); appetitanregender Wermutwein (Seite 39);

Wermutpulver (Seite 81); Cayennepfeffer, Ingwer, Pfeffer, Koriander, Kalmus (siehe Gewürzheilmittel, Seite 169–177); Honig (Seite 162).

▶ Arteriosklerose
Herztee (Seite 71); Knoblauchtropfen (Seite 53); Crataegus Urtinktur oder D1(Seite 104); Allium sativum D1 oder D3 (Seite 102); täglich 200 ml Weizengrassaft mit 1 Teelöffel Knoblauchsaft gemischt trinken (Seite 152).

▶ Arthritis/Arthrose
Siehe Rheuma

▶ Asthma
Asthmatee (Seite 72); Tropfen zur Kräftigung der Atemwege (Seite 54); Stechapfelzigaretten rauchen (Seite 156); Spaziergänge in Nadelwäldern (Seite 118); Heilstein Rhodochrosit (Seite 135).

▶ Augenbeschwerden
Augentee (Seite 72); Hirsekissen (Seite 90); feuchtwarme Kräuterkissen auflegen (Seite 90); bei brennenden Augen oder Bindehautentzündung Cepa D3 (Seite 103); Heilstein Lapislazuli (Seite 138).

▶ Blähungen
Tee gegen Blähungen (Seite 70); Wermut, Kümmel, Anis, Fenchel, Ingwer als Tee oder Pulver (Seite 81); Anislikör, Gewürzlikör (Seite 48); Lebertropfen (Seite 51); Ingwertropfen (Seite 57); Chamomilla D2 (Seite 104); Natron (Seite 164); Papayablättertee (Seite 148); 1 Eßlöffel Rettichsaft morgens nüchtern und nochmals abends vor dem Schlafengehen einnehmen.

▶ Blasenentzündung
Antiinfekttropfen (Seite 54); Immuntropfen (Seite 53); Nieren- und Blasentee (Seite 71); Solidago D2 oder D6 (Seite 106); Petroselinum D3 (Seite 105); rote Zwiebeln und Kürbiskerne essen; 2–3 Liter warme Flüssigkeit täglich trinken; Heilfarben Blau, Türkis oder Violett (Seite 143).

▶ Blutarmut (Eisenmangelanämie)
Brennesseltee (1–2 Monate lang trinken); Beinwellwein (Seite 42); Brennesselpulver (Seite 84); Bockshornkleesamenpulver (Seite 86); zu den Mahlzeiten

eine Messerspitze Wermutpulver einnehmen (Seite 81); Eichelkaffee (Seite 160); Zitrone (Seite 167); Kräuterpreßsaft (Seite 91); Heilkräuerpesto (Seite 157); Löwenzahn und Brennessel möglichst frisch als Salat verzehren; 200 ml Weizengrassaft täglich (Seite 152); Heilsteine Hämatit und roter Karneol (Seite 134); Heilfarben Rot, Orange und Gelb (Seite 143).

▶ Blutdruckprobleme: Hoher Blutdruck
Knoblauchtropfen (Seite 53); Allium sativum D3 (Seite 102); Zitrone (Seite 167); Kombucha (Seite 146); Heilstein Lapislazuli (Seite 138); Ahornbäume aufsuchen (Seite 119); erstes.Chakra behandeln (Seite 125).

▶ Blutdruckprobleme: Niedriger Blutdruck
Tee, Tropfen, Wein oder Pulver aus Rosmarin; Salbeiwein (Seite 40); Kreislauftropfen (Seite 51); Crataegus D1 (Seite 104); Rosmarinblütentropfen (Seite 117); Sonnenheilmittel (Seite 109); Cayennepfeffer, Paprika, Pfeffer (Seite 169); Heilfarben Rot und Orange (Seite 143); erstes Chakra behandeln (Seite 125); zur äußerlichen Anwendung Rosmarinöl oder Bäder (Seite 63).

▶ Blutreinigung
Brennesselpulver (Seite 84); Entschlackungstee (Seite 71); Kräuterpreßsaft (Seite 91); Knoblauchtropfen (Seite 53); Birkensaft und Birkenblättertee (Seite 120); Wacholderbeerkur (Seite 97); Wacholderwein (Seite 44); rote Zwiebel (Seite 166); Knoblauch (Seite 163); Kohlsaft (Seite 163); Honig (Seite 162); 100–200 ml Weizengrassaft täglich (Seite 152); Heilsteine Hämatit, Bergkristall, Citrin, Karneol (Seite 134); Heilfarbe Rot zur Stoffwechselanregung, später Violett (Seite 143).

▶ Blutungen
Bei äußerlichen Blutungen: ein wenig Salz auf die Wunde streuen; Hirtentäscheltee-Auflagen oder einen Jaspis auflegen.
Innere Blutungen: Tee aus Hirtentäschel- oder Wiesenkopfkraut trinken; Thlaspi burs pastoris Urtinktur – bei allen hellroten Blutungen (Seite 106); Millefolium Urtinktur dreimal 10 Tropfen (Seite 105). Innere Blutungen müssen vom Arzt behandelt werden!

▶ Bronchitis
Husten und Erkältungstee (Seite 72); Immuntropfen (Seite 53); Tropfen zur

Kräftigung der Atemwege (Seite 54); Anistee (Seite 170), Antiinfekttropfen (Seite 54); Hustentropfen (Seite 56); Fichtensirup, Gänseblümchensirup, Zwiebelsirup, Meerrettichsirup, Spitzwegerichsirup, Zitronensirup gegen Reizhusten, Wacholderbeersirup (Seite 74–77); Fichtenharzbalsam (Seite 66); Kohlblätterauflagen (Seite 163); Urinwickel (Seite 144); Quarkauflagen (Seite 165), Verbascum D1 (Seite 107); Rumex D3 (Seite 105); Heilfarbe Lemon (Seite 143).
Babys und kleinen Kindern kann man bei Erkrankungen der Atemwege eine frische, kleingeschnittene Zwiebel abends neben das Bett stellen, damit die Kinder die Dämpfe einatmen können. Sie können auch in der Duftlampe etwas Eukalyptus, Latschenkiefer, Thymian oder Zedernholz abbrennen, dadurch wird die Atmung erleichtert. Räucherungen mit Lavendel, Wacholder-, Kiefern- oder Lärchennadeln sind ebenfalls sehr wirkungsvoll (Seite 93). Die Brust wird mit Fichtenharzbalsam eingerieben (Seite 66).
Kinder mögen am liebsten Holunderblütensirup, der auch andere Medizin schmackhafter macht (Seite 75).

▶ Brustentzündung

Kamillenpulver (Seite 81); Immuntropfen (Seite 53); Quarkauflagen (Seite 165); Kohlblätter in den Büstenhalter stecken (Seite 163).

▶ Cholesterin (erhöhte Werte)

Kombucha (Seite 146); Knoblauch (Seite 163); Weizengrassaft (Seite 152).

▶ Darmbeschwerden (siehe auch Verdauungsbeschwerden)

Löwenzahnwein (Seite 38); Melissengeist (Seite 45); Kümmelschnaps (Seite 45); Magen- und Darmtropfen (Seite 53), Stärkungstropfen (Seite 55); bei entzündlichen Darmerkrankungen Kamillenpulver (Seite 81); nach fettem Essen Beifußpulver (Seite 82); Kombucha (Seite 146); Kohlsaft (Seite 163); Senfkörner (Seite 166); Papayatee und -früchte (Seite 148); Chelidonium D2–D3 (Seite 103), Allium sativum D3 (Seite 102); rote Zwiebeln (Seite 166); Nelke, Cayennepfeffer, Ingwer (Seite 169); Heilstein Jaspis (Seite 137); Heilfarbe Gelb (Seite 143); drittes Chakra behandeln (Seite 126).

▶ Depressionen

Kava-Kava (Seite 84); Passionsblume als Tropfen oder als Tabak geraucht (Seite 154); Kräftigungsmittel (Seite 42); Kalmuswurzeltropfen (Seite 58); Johanniskrautwein (Seite 41); Tropfen gegen Depressionen (Seite 52); Sonnenheilmittel (Seite 109); Hypericum D3 (Seite 104); Flieder-, Holunder- oder Johanniskrautblütentropfen (Seite 116–117); Kräuterkissen (Seite 88); Vanille (Seite 177); Bach-Blüten Sweet Chestnut – bei extremen seelischen Qualen, Gorse – bei chronischen Depressionen, Larch – bei Depressionen wegen Minderwertigkeitsgefühlen, Mustard – wenn Traurigkeit ohne einen ersichtlichen Grund kommt und geht (Seite 111–115); wichtig sind zusätzlich Blutreinigungs- und Lebermittel; Heilfarben Gelb und Orange (Seite 143); häufig Buchen aufsuchen, sie saugen negative Energien ab (Seite 120).

▶ Drüsenanschwellung

Bockshornkleesamenbrei auftragen (Seite 86); Tee zu gleichen Teilen aus Huflattich, Spitzwegerich und Tausendgüldenkraut trinken.

▶ Durchblutungsstörungen

Herztropfen (Seite 51); Cayennepfeffer, Ingwer, Zimt (Seite 169); Arnika D6 (Seite 101); Blutreinigungsmittel einnehmen (Seite 152); Roßkastanienkissen (Seite 89); Natronbäder (Seite 164); Rosmarinbäder (Seite 63); Senfbäder (Seite 166); Urinwickel (Seite 144); Heilsteine Rubin und Schneeflockenobsidian (Seite 138); Heilfarbe Rot (Seite 143); viertes Chakra behandeln (Seite 127); möglichst oft Nadelwälder aufsuchen (Seite 118).

▶ Durchfall

Bei leichtem Durchfall 15 getrocknete Heidelbeeren kauen; nach oder während einer Durchfallerkrankung können Sie sehr viel frischen Knoblauch essen, denn er wirkt gegen die krankheitsverursachenden Bakterien im Darm. Einen Becher Joghurt mit 2 zerkleinerten Knoblauchzehen verrühren. Bei länger anhaltendem Durchfall Fruchtsäfte mit Honig und etwas Salz trinken. Vorsicht, Durchfallerkrankungen dürfen nicht länger als 3 Tage dauern.

▶ Ekzeme und Hautausschläge

Brennesseltee oder Pulver (Seite 84), Stiefmütterchentee oder Pulver (Seite 83), Zinnkrautpulver oder Tee (siehe Pulver oder Tee); Blutreinigungsmittel (Seite 152); Gänseblümchensalbe (Seite 66); Königskerzenhonig (Seite 75); Honigmasken; Kohlblätterauflagen; Baden in Natronwasser (Seite 164); Urinabwaschungen (Seite 144); Heilfarbe Violett (Seite 142); Bach-Blüte Crab Apple (Seite 112).

▶ Erkältung/Grippe

Erkältungswein (Seite 41); Husten- und Erkältungstee (Seite 72), Wintertee (Seite 73); Wein gegen Infektionskrankheiten (Seite 42); Immuntropfen (Seite 53); Tropfen zur Kräftigung der Atemwege (Seite 54); Antiinfektionstropfen (Seite 54); Zimt, Nelken, Cayennepfeffer, Ingwer, alle 3 Stunden 1 grünes Pfefferkorn kauen (Seite 175); Cepa D3 bei Fließschnupfen (Seite 103); Kiefernnadelöl, Beifußöl (Seite 62); Fichtenharzbalsam (Seite 66); Gänseblümchensirup, Meerrettichsirup, Wacholderbeersirup, Holunderblütensirup, Königskerzenhonig, Zwiebelsirup (Seite 74–76); rote Zwiebeln essen (Seite 166), Knoblauch (Seite 163); Heilfarbe Lemon (Seite 143); Räucherungen aus Kiefern- oder Lärchennadeln, aus Lavendel oder Wacholder anwenden (Seite 93).

Verstopfte Nase: Nasensalbe (Seite 67); Zitronensaft und etwas Salz verdünnt aufschnüffeln; gemahlenes Kalmuspulver, Beifuß- oder Schnupfpulver aufschnupfen (Seite 82), Nasentropfen aus Urin (Seite 144).

▶ Erschöpfungszustände

Johanniskrautwein, Zimtwein, Kräutergewürzwein, Kräftigungswein, Fühl-Dich-wohl-Wein, Melissenwein (ab Seite 38); Beruhigungstropfen, aromatische Zimttinktur, Stärkungstropfen, Kräftigungstinktur (Seite 50); Pulver aus Bockshornkleesamen, Rosmarin, Beifuß, Brennesseln, Kolanuß, Guarana oder Kalmus (ab Seite 80); Entspannungsgetränk (Seite 161); Kräftigungs- und Anregungsmittel (Seite 95); Sonnenheilmittel (Seite 109); Bach-Blüten Oak, Elm oder Olive (Seite 111); Zitronenmelissensirup (Seite 77); Pfeffer, Papika, Cayennepfeffer (Seite 169); Heilsteine Hämatit, Türkis und Schneeflockenobsidian (Seite 138); Heilfarbe Lemon (Seite 143); zur Entspannung Räucherungen anwenden (Seite 93); Entspannungsbäder (Seite 63).

▶ Frauenkrankheiten (Menstruationsbeschwerden)

Bei Menstruationskrämpfen Pfefferminzschnaps oder Heidelbeergeist (Seite 46); Gänsefingerkrauttee, Frauentee (Seite 73); Hirtentäschelpulver (Seite 84) oder blutstillende Tropfen bei zu starken Blutungen (Seite 55); Oberschenkelinnenseiten, Bauch, Unterleib und Kreuzbeinbereich mit Rotöl oder Beifußöl massieren (Seite 60); Kamillenkissen (Seite 88) oder Heilsteine auf den Unterleib legen, zum Beispiel Rubin, Bergkristall, Hämatit (Seite 135); erstes und zweites Chakra behandeln (Seite 125).

▶ **Furunkel**
Entschlackungstee (Seite 71); Brennesselpulver (Seite 84); Ackerschachtelhalm-Pulver oder -Tee; Immuntropfen (Seite 53); Breiumschläge aus Ingwer, roten Zwiebeln, Kurkumapulver oder aus Bockshornkleesamen; feuchtwarme Kräuterkissen auflegen (Seite 88).

▶ **Fußschweiß**
Salbei- oder Zinnkrauttee; Schafgarbenkraut in die Schuhe legen; Fußbäder mit Obstessig oder verdünntem Kombuchatee; Wacholderbeerkur reinigt das Blut (Seite 97).

▶ **Fußpilz**
Entschlackungstee (Seite 71); Nahrungsmittel essen, die eine antimykotische Wirkung besitzen, zum Beispiel Meerrettich, Zwiebeln und Knoblauch. Äußerlich Knoblauch oder Zwiebeln über Nacht als Breiumschlag auflegen; die betroffenen Stellen mit Agavensaft einreiben (Seite 152).

▶ **Gallenbeschwerden**
Löwenzahnwein (Seite 38); Leber-Galle-Elixier (Seite 45), Kalmuswurzeltropfen (Seite 58); Wermutpulver, Tausendgüldenkrautpulver (Seite 81); Leber-Galle-Tee (Seite 70); Kurkuma (Seite 175); Olivenöl (Seite 165); alle 2 Stunden 1 Eßlöffel reines Olivenöl einnehmen; Chelidonium D4, Carduus marianus D3, Taraxacum D6 (Seite 101); schwarzer Rettichsaft; Zitrone; drittes Chakra behandeln (Seite 126).

▶ **Gicht**
Wacholderwein, harnsäurelösender Wein (Seite 44); Heilmittel aus Brennessel oder Birkenblättern; Urtica D4 (Seite 106); Veilchenessig (Seite 79); Brennesselquaddelungen auf die schmerzenden Körperteile; Zapfensalbe, Fichtenharzbalsam (Seite 66); Kiefernnadelöl (Seite 62); Johanniskrautöl (Seite 60).

▶ **Haarausfall und geschädigte Haare**
Ackerschachtelhalm-Tee oder -Pulver (Seite 83); Kräuterhaaröl gegen Spliß und trockene Haarspitzen (Seite 63); Mittel gegen Haarausfall (Seite 96).

▶ **Halsentzündung**
Wein gegen Infektionserkrankungen (Seite 42); Immuntropfen (Seite 53);

gurgeln mit Urin, Obstessig, Kombucha oder Heilerde. Halswickel aus Quark, essigsaurer Tonerde, Urin, Honig oder Obstessig anlegen.

▶ Hämorrhoiden
Löwenzahnwein (Seite 38); Roßkastanienpulver (Seite 84); Lebertropfen (Seite 51); Königskerzenöl (Seite 61); bei blutenden Hämorrhoiden Klistiere mit Hirtentäschelsud und zusätzlich Hirtentäschelpulver einnehmen (Seite 84) oder blutstillende Tropfen einnehmen (Seite 55); Aesculus D4 (Seite 102), Carduus marianus D6 (Seite 103); feuchtwarme Kräuterkissen.

▶ Hautprobleme
siehe Akne oder Ekzeme

▶ Herzbeschwerden
Herztee (Seite 71); Herzwein (Seite 39), Petersilien-Honig-Wein (Seite 40); Herzlikör (Seite 47); Herztropfen (Seite 51); Crataegus Urtinktur oder D1 (Seite 104); Heilsteine Rosenquarz, Rodochrosid, Rosenquarzwasser (Seite 135); Heilfarbe Grün (Seite 144).

▶ Hühneraugen
Rote Zwiebel oder Knoblauchbrei über Nacht auflegen; Efeu in Essig kochen, die Blätter so lange auflegen, bis man die Hühneraugen schmerzlos entfernen kann.

▶ Impotenz
Kräftigungstropfen für den Mann (Seite 57); Kombucha (Seite 146); aphrodisischer Wein (Seite 43); Liebestrank (Seite 47); Elixier der Aphrodite (Seite 46); 200 ml Weizengrassaft täglich (Seite 152); Knoblauch; aphrodisische Rauchmischungen (Seite 93).

▶ Insektenstiche
Mit frischen roten Zwiebeln einreiben; kalte Kompressen mit Essigwasser oder Einstichstellen mit Kochsalz betupfen; Nelkenöl kann auch prophylaktisch eingesetzt werden – Mücken mögen den Geruch nicht und bleiben fern (Seite 61).

▶ Juckreiz
Natron (Seite 164); Pefferminzsalbe (Seite 66); Blutreinigungsmittel (Seite 152).

▶ **Koliken (Magen-Darm)**

Melissengeist, Pefferminzschnaps, Kümmelschnaps, Heidelbeergeist (Seite 45-46); Koliktropfen (Seite 50), Universaltropfen (Seite 54); Fenchelsamen- oder Kamillenpulver (Seite 81); Zitrone (Seite 167); Anis (Seite 170).

▶ **Konzentrationsstörungen**

Kalmuswurzeltropfen (Seite 58) oder -pulver (Seite 82) einnehmen und Pulver aufschnupfen; Melissentee oder -tropfen; Galanga (Seite 84).

▶ **Kopfschmerzen**

Kalmuswurzel kauen bei wetterbedingten Kopfschmerzen; Kalmuswurzeltropfen (Seite 58); Kalmuspulver aufschnupfen (Seite 82); Guarana (Seite 85); Zitronenschalen auflegen und den Saft einer Zitrone trinken; Kamillen- oder Roßkastanienkissen auflegen (Seite 89); fünftes Chakra behandeln (Seite 128).

▶ **Krampfadern**

Kastanienblütentinktur (Seite 59), Tinktur gegen Krampfadern (Seite 60); Ackerschachtelhalm-Pulver (Seite 83); Majoranöl (Seite 61); Aesculus D6 (Seite 102), Carduus marianus D6 (Seite 103); Roßkastanienkissen (Seite 89).

▶ **Krebs**

Reinigungstee gegen Krebs (Seite 73); Papayatee (Seite 148); Knoblauch (Seite 163); Kombucha (Seite 146); Lebertropfen (Seite 51); Urintherapie (Seite 144); Weizengrassaft-Kur (Seite 152); möglichst oft Buchen aufsuchen – saugen negative Energien ab; Heilstein Malachit – auf kranke Körperstellen legen oder auf blockierte Chakras; Körper abreiben mit einem Bergkristall (Seite 135); Heilfarben Blau, Violett und Türkis (Seite 143).

▶ **Kreislaufbeschwerden**

Petersilien-Honigwein, Salbeiwein (Seite 40); Stärkungstropfen (Seite 55) oder Rosmarinwein (Seite 40); Kreislauftropfen (Seite 51); anregender Chilischnaps (Seite 45); Cayennepfeffer, Paprika, Pfeffer, Zimt (Seite 169); Crataegus D1 (Seite 104).

▶ **Leberschwäche**

Löwenzahnwein (Seite 38); Leber-Galle-Elixier (Seite 45), Lebertropfen (Seite 51), Angelikawurzeltropfen (Seite 57); Wermutpulver (Seite 81), Kurkumapulver (Seite 175); Leber-Galle-Tee (Seite 70); Lebermittel (Seite 95); Taraxacum D6 (Seite 106), bei Lebervergrößerung Chelidonium D2 (Seite 103), bei Leberschwäche mit Verstopfung Carduus marianus D6 (Seite 103); Löwenzahnkaffee (Seite 160); Kombucha (Seite 146); bei Fettleber Leberpulver (Seite 82); Heilstein Jaspis (Seite 137); Heilfarbe Gelb (Seite 143); drittes Chakra behandeln (Seite 126).

▶ Leistungssteigerung
Bockshornkleesamen (Seite 86); Kräftigungsmittel (Seite 95); Kolanuß, Guarana (Seite 85); Anregungsmittel (Seite 95); Sonnenheilmittel (Seite 109); Sonnenblume (Seite 150); Stärkungswein (Seite 43).

▶ Magenbeschwerden
Melissengeist (Seite 45), Magenbittertropfen (Seite 52), Magen-Darm-Tropfen (Seite 53), Angelikawurzeltropfen (Seite 57), Kalmuswurzeltropfen (Seite 58), Ingwerwurzeltropfen (Seite 57); Wermutwein (Seite 39); Tausendgüldenkraut, Ingwer- oder Kamillenpulver (Seite 81), Pulver zur Stärkung des Magens (Seite 82); Joghurt mit gemahlenem Kümmel; Heilstein Jaspis (Seite 137); Heilfarbe Gelb (Seite 143); drittes Chakra behandeln (Seite 126).

▶ Migräne
1 Tasse Veilchenblättertee täglich trinken, die Veilchenblätter können aufgelegt werden; Kümmel kauen und ausspucken; bei einem akuten Migräneanfall können Sie Kaffee mit Zitronensaft und Salz trinken und auf die schmerzenden Stellen Zitronenscheiben legen. Bei den ersten Zeichen eines Anfalls, trinken Sie 1 Glas heißes Wasser, in dem Sie 1 Teelöffel Natron aufgelöst haben.

▶ Mundgeruch
Dreimal täglich 1/2 Stunde nach dem Essen 1 Teelöffel Senfsamen einnehmen; Koriander, Kalmus, Fenchelsamen oder Kümmel kauen und ausspucken; antibakterielles Mundwasser (Seite 98); Magen-Darm-Tropfen (Seite 53); Kombucha (Seite 146); Weizengrassaft-Kur (Seite 152).

▶ Mundschleimhautentzündung
Kamillentropfen, Universaltropfen (Seite 54), Salbei- oder Thymiantinktur; Mundspülungen mit schwarzem Tee; antibakterielles Mundwasser (Seite 98); Mundspülungen mit Urin.

▶ Muskelschmerzen
Wurmfarnessig (Seite 79); Majoranöl (Seite 61), Birkenöl (Seite 62), Johanniskrautöl (Seite 60), Kamillenöl, Beifußöl (Seite 62); Ringelblumensalbe (Seite 65), Schmerzsalbe (Seite 66); Arnika D4 (Seite 101, Urtica D4 (Seite 106).

▶ Nachtschweiß
Vor dem Schlafengehen 1 Tasse Salbeitee trinken und den Körper mit Apfelessig einreiben; Salbeiwein (Seite 40); gegen heftigen Schweiß beim Aufwachen Sambucus nigra D2 (Seite 106).

▶ Nasenbluten
Hirtentäschelpulver (Seite 84); Zitronensaft oder Essigwasser hochziehen; rote Zwiebel auflegen (Seite 166).

▶ Nervosität
Johanniskrautwein, Melissenwein, Beruhigungswein (Seite 41); Rosenlikör zur Entspannung (Seite 49); Beruhigungstropfen (Seite 56), Baldrianwurzeltropfen (Seite 58); Beruhigungstee (Seite 71); Valeriana D2 (Seite 107), Hypericum D3 (Seite 104), Avena sativa D2 (Seite 102), Passiflora incarnata D2 (Seite 105), Chamomilla D3 (Seite 104); Entspannungsgetränk (Seite 161); Kräftigungsmittel (Seite 95); Fichtenkissen, Kräuterkissen (Seite 88); Hopfen oder Passionsblumenkraut rauchen (Seite 154); Räuchern (Seite 93); Heilsteine Chrysokoll, Jade, Hämatit (Seite 134); Heilfarben Grün und Blau (Seite 143); Entspannungsbäder (Seite 63).

▶ Nierenleiden
Nierentropfen (Seite 57); Solidago D2 (Seite 106); Nierenbereich mit frischen Zwiebeln einreiben; Nieren- und Blasentee (Seite 71); Heilstein Jade (Seite 134); Kupferarmbänder tragen oder reine Wolle.

▶ Prostataleiden
Solidago D6 (Seite 106); Kürbiskerne essen; Prostatatee: 50 g Kleinblütiges Weidenröschen und 50 g Pappelblüten.

▶ Reiseübelkeit
Pfefferminzschnaps (Seite 46); Ingwertropfen (Seite 57); 1 schwarzes Pfefferkorn kauen; Natron (Seite 164).

▶ Rheuma

Wacholderwein (Seite 44), Rheumatinktur, Kastanienblütentinktur, schmerzstillende Tinktur (Seite 59); Brennesselpulver (Seite 84); Kombucha (Seite 146); Wurmfarnessig (Seite 79); Johanniskrautöl (Seite 60), Birkenöl, Kiefernnadelöl (Seite 62); Lebensbaumsalbe (Seite 65), Zapfensalbe, Fichtenharzbalsam (Seite 66); Rheumatee (Seite 70); Sonnenöl (Seite 109); Roßkastanienkissen, Wurmfarnkissen (Seite 89); Urinwickel (Seite 144); Umschläge mit Kombucha oder Urin; Brennesselquaddelungen auf die betroffenen Stellen.

▶ Schlafstörungen

Melissenwein (Seite 41), Beruhigungswein (Seite 41); Beruhigungstropfen (Seite 56), Baldrianwurzeltropfen (Seite 58); Schlaftee (Seite 72); Fichtenkissen (Seite 88); Hopfen, Passionskraut oder Wermutkraut rauchen (Seite 92); vor dem Schlafengehen 2 Eßlöffel Honig einnehmen; Valeriana D2, Avena sativa D2, Lupulus D2, Passiflora incarnata Urtinktur (Seite 101); Kräuterkissen (Seite 88); Heilfarben Blau und Violett (Seite 143).

▶ Sexuelle Störungen

Aphrodisischer Wein (Seite 43); Elixier der Aphrodite (Seite 46); Cayennepfeffer (Seite 171), Paprika (Seite 175), Pfeffer (Seite 176), Vanille (Seite 177); aphrodisische Rauchmischungen (Seite 93); zweites Chakra behandeln (Seite 126).

▶ Sodbrennen

Magenbittertropfen (Seite 52); Natron (Seite 164); Zitrone; vierwöchige Kur mit Heilerde; Wermutpulver (Seite 81); einige Löffel frischer Kartoffelsaft; Weizengrassaft-Kur (Seite 152).

▶ Sonnenbrand

Johanniskrautöl (Seite 60); kühle Kombuchaauflagen (Seite 146); Pfefferminzsalbe (Seite 66), Holunderblütensalbe (Seite 67); Obstessig; Honig.

▶ Stoffwechselanregung

Wermutwein (Seite 39); Brennesselschnaps (Seite 46); Brennesseltee oder -pulver, Kräuterpreßsaft aus Brennesseln; Blutreinigungsmittel (Seite 152); Obstessig (Seite 162); Kombucha (Seite 146); Bockshornkleesamen (Seite 86); Massageöl (Seite 63); Urintherapie (Seite 144); Heilfarbe Orange (Seite 143).

▶ Übelkeit
Natron (Seite 164); Pfefferminzschnaps (Seite 46); 1 schwarzes Pfefferkorn kauen; Ingwertropfen (Seite 57).

▶ Übergewicht
Kombucha (Seite 146); Obstessig (Seite 162); Zitrone (Seite 167).

▶ Verbrennungen und Verbrühungen
Kombuchaauflagen (Seite 146); Honigauflagen verhindern die Bildung von Brandblasen (Seite 162); etwas Natron aufstreuen oder Tücher mit unverdünntem Obstessig auflegen. Keine fetthaltigen Substanzen auf Brandwunden!

▶ Verdauungsbeschwerden
Ingwer-Kalmus-Wein, Wermutwein (Seite 39); Kümmelschnaps (Seite 45), Pfefferminzschnaps (Seite 46); Anislikör, Gewürzlikör (Seite 48); Magen-Darm-Tropfen (Seite 53), aromatische Zimttinktur (Seite 56), Angelikawurzeltropfen, Ingwerwurzeltropfen (Seite 57); Beifußpulver (Seite 82), Tausendgüldenkraut-Pulver, Ingwerpulver (Seite 81), Verdauungspulver (Seite 82); Natron (Seite 164); Gewürzheilmittel (Seite 169); Kombucha (Seite 146); Eichelkaffee (Seite 160).

▶ Verrenkungen (Prellungen, Verstauchungen, Blutergüsse)
Ringelblumentinktur, Kastanienblütentinktur (Seite 59); Johanniskrautöl (Seite 60); Ringelblumensalbe (Seite 65), Schmerzsalbe (Seite 66), Schmerztropfen (Seite 55); Arnika D6, Bellis perennis D3 bis D6 (Seite 101), bei Blutergüssen Symphytum D2 Seite 106); Heilsteine Malachit, Lapislazuli (Seite 137).

▶ Verstopfung
Abführender Wein (Seite 39); Abführtee (Seite 70); Rhabarberpulver (Seite 80), Tausendgüldenkraut-Pulver (Seite 81); Abführmittel (Seite 96); Obstessig (Seite 162); 1 Glas Kombucha morgens auf nüchternen Magen (Seite 146).

▶ Warzen
Lebensbaumsalbe (Seite 65); mit der Milch eines Löwenzahnstengels täglich betupfen oder mit dem gelben Saft von Schöllkraut einreiben; rote Zwiebel oder Knoblauchauflagen über Nacht auflegen. Heilfarben Blau, Violett, Türkis (Seite 143).

▶ **Wasser in den Beinen**
Birkenblättertee (Seite 120); 200 ml Weizengrassaft und 20 ml Zwiebelsaft täglich trinken über einen längeren Zeitraum (Seite 152); Apfelessig-Kur (Seite 162).

▶ **Wechseljahrbeschwerden**
Bockshornkleesamen (Seite 86); Schafgarbentee oder -pulver; Sambucus nigra D2 (Seite 106) bei Hitzewallungen, oder 5 Wochen lang morgens eine Tasse Holunderblättertee trinken. Johanniskrautwein (Seite 41) oder -pulver, Tropfen gegen Depressionen (Seite 52); Beruhigungstropfen (Seite 56).

▶ **Wundheilung**
Verschmutzte Wunden mit Ringelblumentinktur säubern (Seite 59); Kamillentropfen (Seite 54); Johanniskrautöl (Seite 60), Königskerzenöl (Seite 61), Kamillenöl (Seite 62); Gänseblümchensalbe, Schmerzsalbe (Seite 66), Ringelblumensalbe (Seite 65), Holunderblütensalbe (Seite 67); desinfizierender und reinigender Essig (Seite 79), Knoblauchessig (Seite 79); Honigauflagen; Wunde mit rohem Eiweiß bestreichen; ein natürliches Pflaster erhalten Sie, wenn Sie die dünne Innenhaut von einem gekochten Ei abziehen und auf die Wunde legen; Zitrone (Seite 167); Auflage mit einer roten Zwiebel (Seite 166).

▶ **Würmer**
Knoblauchkur (Seite 163); Zitronenkur (Seite 168); 1/2 Teelöffel Anispulver mit einer frischen geriebenen Karotte essen; Seifenklistiere mit Knoblauch; viel Knoblauch und frische Brunnenkresse essen; Kürbiskerne: 30–40 Gramm geschälte Kürbiskerne zerstoßen und mit Milch vermengen. Auf nüchternen Magen essen. Nach 2 Stunden 1 Eßlöffel Rizinusöl einnehmen. Kinder nehmen die Hälfte der Dosis.

▶ **Zahnfleischentzündungen**
Kamillentropfen (Seite 54); antibakterielles Mundwasser (Seite 98); getrocknete Kalmuswurzel kauen; den Mund mit Salbeitee oder verdünntem Zitronensaft spülen; Honig auf die erkrankte Stelle reiben. Zur Kräftigung des Zahnfleisches Kalmusmundwasser (Seite 98); Mundspülungen mit Urin.

▶ **Zahnschmerzen**
Antischmerztropfen (Seite 55), aromatische Zimttinktur (Seite 56); Nelkenöl (Seite 61); Plantago major Urtinktur (Seite 105).

Literatur und Bezugsquellen

O. E. Boericke: Homöopathische Mittel und ihre Wirkungen, Verlag Grundlagen und Praxis, Leer 1986
A. Ehring: Fühl dich wohl, Verlag Peter Erd, München 1996
A. Ehring: Kombucha ABC, Verlag Peter Erd, München 1997
A. Ehring: Papaya – Das Krebsheilmittel der Aborigines, Verlag Peter Erd, München 1998
V. Franco: Messèguè, Goldmann Verlag, München 1984
Freunde der Heilkräuter: Heilkräuter – Geschenke Gottes, Karlstein-Thaya
I. Kraaz: Die Farben deiner Seele, Goldmann Verlag, München 1994
D. Krämer: Esoterische Therapien 1, Ansata Verlag, Interlaken 1993
A. Raff: Erprobte Heilpflanzen, Rohm Verlag, Bietigheim 1977
C. Rätsch: Indianische Heilkräuter, Diederichs Verlag, München 1994
C. Rätsch: Pflanzen der Liebe, AT Verlag, Aarau 1997
H. Reger: Hildegard Medizin, Goldmann Verlag, München 1987
P. Rendel: Die Chakras, Sphinx Verlag, Basel 1986
M. Scheffer: Die Bach-Blüten-Therapie, Hugendubel Verlag, München 1981
R. A. Strassmann: Baumheilkunde, AT Verlag, Aarau 1994
P. Tompkins/C. Bird: Das geheime Leben der Pflanzen, Fischer, Frankfurt 1997
J. Valnet: Aroma Therapie, Heyne Verlag, München 1989
G. Wessel: Die sanfte Medizin, Knaur Verlag, München 1988

Bezugsquellen für Kräuter und Samen

Elixier
Kollwitzstr. 54
10405 Berlin
Elixier führt Kräuter und Samen aus dem ethnobotanischen Bereich, auch Stechapfel, Tabak, Passionsblumen und Stachelmohnsamen sowie Guarana, Ginseng, Kava-Kava und Kolanuß.

Kräuter Schulte
Schloßstr. 7
76593 Gernsbach/Schwarzwald
Kräuter Schulte hat ein großes Kräuter- und Gewürzangebot